- Each week tick off plant-based food when you eat it

- Aim for 30 plant-based foods each week for a happy, healthy gut bacteria

- Tally up your score for each week (2 pages of foods per week) and use the graphs at the back of the book to track your progress

- Rate how good your new plant-based food consciousness makes you feel on a score from 1 (not good) to 5 (excellent) for happiness and health

VEGETABLES

- [ ] Artichoke
- [ ] Asparagus
- [ ] Aubergine / egg plant
- [ ] Beetroot
- [ ] Broccoli
- [ ] Brussels sprouts
- [ ] Cabbage
- [ ] Carrots
- [ ] Celeriac
- [ ] Celery
- [ ] Cucumber
- [ ] Courgette / zucchini
- [ ] Green beans
- [ ] Kale
- [ ] Leeks
- [ ] Lettuce
- [ ] Mushrooms
- [ ] Onions
- [ ] Parsnips
- [ ] Peas
- [ ] Peppers / capsicum
- [ ] Potatoes
- [ ] Radishes
- [ ] Squash
- [ ] Sweetcorn
- [ ] Sweet potato
- [ ] Spinach
- [ ] Tomatoes
- [ ] Watercress

FRUIT

- [ ] Apples
- [ ] Avocado
- [ ] Bananas
- [ ] Blackberries
- [ ] Blackcurrants
- [ ] Blueberries
- [ ] Cherries
- [ ] Figs
- [ ] Grapes
- [ ] Grapefruit
- [ ] Kiwi
- [ ] Lemon
- [ ] Lime
- [ ] Mango
- [ ] Melon
- [ ] Oranges / satsuma
- [ ] Passionfruit
- [ ] Peaches
- [ ] Pears
- [ ] Pineapple
- [ ] Plums
- [ ] Pomegranate
- [ ] Raspberries
- [ ] Redcurrants
- [ ] Rhubarb
- [ ] Strawberries
- [ ] Watermelon

Week ____

NUTS & SEEDS

- ☐ Almonds
- ☐ Brazil nuts
- ☐ Cashews
- ☐ Hazelnuts
- ☐ Macadamia
- ☐ Pecans
- ☐ Pistachios
- ☐ Walnuts
- ☐ Chia
- ☐ Flaxseeds
- ☐ Pumpkin seeds
- ☐ Sesame seeds
- ☐ Sunflower seeds

LEGUMES

- ☐ Edamame
- ☐ Black eyes peas
- ☐ Baked beans
- ☐ Butter beans
- ☐ Cannellini beans
- ☐ Chickpeas (+ hummus)
- ☐ Kidney beans
- ☐ Lentils
- ☐ Split peas

FRESH HERBS

- ☐ Basil
- ☐ Coriander
- ☐ Chives
- ☐ Dill
- ☐ Garlic
- ☐ Ginger
- ☐ Mint
- ☐ Oregano
- ☐ Parsley
- ☐ Rosemary
- ☐ Sage
- ☐ Thyme
- ☐ Tumeric

WHOLEGRAINS

- ☐ Bulgar wheat
- ☐ Oats
- ☐ Quinoa
- ☐ Rice

Weekly tally:

Happy score:
Health score:

VEGETABLES

- [ ] Artichoke
- [ ] Asparagus
- [ ] Aubergine / egg plant
- [ ] Beetroot
- [ ] Broccoli
- [ ] Brussels sprouts
- [ ] Cabbage
- [ ] Carrots
- [ ] Celeriac
- [ ] Celery
- [ ] Cucumber
- [ ] Courgette / zucchini
- [ ] Green beans
- [ ] Kale
- [ ] Leeks
- [ ] Lettuce
- [ ] Mushrooms
- [ ] Onions
- [ ] Parsnips
- [ ] Peas
- [ ] Peppers / capsicum
- [ ] Potatoes
- [ ] Radishes
- [ ] Squash
- [ ] Sweetcorn
- [ ] Sweet potato
- [ ] Spinach
- [ ] Tomatoes
- [ ] Watercress

FRUIT

- [ ] Apples
- [ ] Avocado
- [ ] Bananas
- [ ] Blackberries
- [ ] Blackcurrants
- [ ] Blueberries
- [ ] Cherries
- [ ] Figs
- [ ] Grapes
- [ ] Grapefruit
- [ ] Kiwi
- [ ] Lemon
- [ ] Lime
- [ ] Mango
- [ ] Melon
- [ ] Oranges / satsuma
- [ ] Passionfruit
- [ ] Peaches
- [ ] Pears
- [ ] Pineapple
- [ ] Plums
- [ ] Pomegranate
- [ ] Raspberries
- [ ] Redcurrants
- [ ] Rhubarb
- [ ] Strawberries
- [ ] Watermelon

Week ____

NUTS & SEEDS

- [ ] Almonds
- [ ] Brazil nuts
- [ ] Cashews
- [ ] Hazelnuts
- [ ] Macadamia
- [ ] Pecans
- [ ] Pistachios
- [ ] Walnuts
- [ ] Chia
- [ ] Flaxseeds
- [ ] Pumpkin seeds
- [ ] Sesame seeds
- [ ] Sunflower seeds

LEGUMES

- [ ] Edamame
- [ ] Black eyes peas
- [ ] Baked beans
- [ ] Butter beans
- [ ] Cannellini beans
- [ ] Chickpeas (+ hummus)
- [ ] Kidney beans
- [ ] Lentils
- [ ] Split peas

FRESH HERBS

- [ ] Basil
- [ ] Coriander
- [ ] Chives
- [ ] Dill
- [ ] Garlic
- [ ] Ginger
- [ ] Mint
- [ ] Oregano
- [ ] Parsley
- [ ] Rosemary
- [ ] Sage
- [ ] Thyme
- [ ] Tumeric

WHOLEGRAINS

- [ ] Bulgar wheat
- [ ] Oats
- [ ] Quinoa
- [ ] Rice

Weekly tally:

Happy score:
Health score:

VEGETABLES

- [ ] Artichoke
- [ ] Asparagus
- [ ] Aubergine / egg plant
- [ ] Beetroot
- [ ] Broccoli
- [ ] Brussels sprouts
- [ ] Cabbage
- [ ] Carrots
- [ ] Celeriac
- [ ] Celery
- [ ] Cucumber
- [ ] Courgette / zucchini
- [ ] Green beans
- [ ] Kale
- [ ] Leeks
- [ ] Lettuce
- [ ] Mushrooms
- [ ] Onions
- [ ] Parsnips
- [ ] Peas
- [ ] Peppers / capsicum
- [ ] Potatoes
- [ ] Radishes
- [ ] Squash
- [ ] Sweetcorn
- [ ] Sweet potato
- [ ] Tomatoes
- [ ] Spinach
- [ ] Watercress

FRUIT

- [ ] Apples
- [ ] Avocado
- [ ] Bananas
- [ ] Blackberries
- [ ] Blackcurrants
- [ ] Blueberries
- [ ] Cherries
- [ ] Figs
- [ ] Grapes
- [ ] Grapefruit
- [ ] Kiwi
- [ ] Lemon
- [ ] Lime
- [ ] Mango
- [ ] Melon
- [ ] Oranges / satsuma
- [ ] Passionfruit
- [ ] Peaches
- [ ] Pears
- [ ] Pineapple
- [ ] Plums
- [ ] Pomegranate
- [ ] Raspberries
- [ ] Redcurrants
- [ ] Rhubarb
- [ ] Strawberries
- [ ] Watermelon

Week ____

NUTS & SEEDS

- [ ] Almonds
- [ ] Brazil nuts
- [ ] Cashews
- [ ] Hazelnuts
- [ ] Macadamia
- [ ] Pecans
- [ ] Pistachios
- [ ] Walnuts
- [ ] Chia
- [ ] Flaxseeds
- [ ] Pumpkin seeds
- [ ] Sesame seeds
- [ ] Sunflower seeds

LEGUMES

- [ ] Edamame
- [ ] Black eyes peas
- [ ] Baked beans
- [ ] Butter beans
- [ ] Cannellini beans
- [ ] Chickpeas (+ hummus)
- [ ] Kidney beans
- [ ] Lentils
- [ ] Split peas

FRESH HERBS

- [ ] Basil
- [ ] Coriander
- [ ] Chives
- [ ] Dill
- [ ] Garlic
- [ ] Ginger
- [ ] Mint
- [ ] Oregano
- [ ] Parsley
- [ ] Rosemary
- [ ] Sage
- [ ] Thyme
- [ ] Tumeric

WHOLEGRAINS

- [ ] Bulgar wheat
- [ ] Oats
- [ ] Quinoa
- [ ] Rice

Weekly tally:

Happy score:
Health score:

VEGETABLES	**FRUIT**
☐ Artichoke	☐ Apples
☐ Asparagus	☐ Avocado
☐ Aubergine / egg plant	☐ Bananas
☐ Beetroot	☐ Blackberries
☐ Broccoli	☐ Blackcurrants
☐ Brussels sprouts	☐ Blueberries
☐ Cabbage	☐ Cherries
☐ Carrots	☐ Figs
☐ Celeriac	☐ Grapes
☐ Celery	☐ Grapefruit
☐ Cucumber	☐ Kiwi
☐ Courgette / zucchini	☐ Lemon
☐ Green beans	☐ Lime
☐ Kale	☐ Mango
☐ Leeks	☐ Melon
☐ Lettuce	☐ Oranges / satsuma
☐ Mushrooms	☐ Passionfruit
☐ Onions	☐ Peaches
☐ Parsnips	☐ Pears
☐ Peas	☐ Pineapple
☐ Peppers / capsicum	☐ Plums
☐ Potatoes	☐ Pomegranate
☐ Radishes	☐ Raspberries
☐ Squash	☐ Redcurrants
☐ Sweetcorn	☐ Rhubarb
☐ Sweet potato ☐ Spinach	☐ Strawberries
☐ Tomatoes ☐ Watercress	☐ Watermelon

Week ____

NUTS & SEEDS

- ☐ Almonds
- ☐ Brazil nuts
- ☐ Cashews
- ☐ Hazelnuts
- ☐ Macadamia
- ☐ Pecans
- ☐ Pistachios
- ☐ Walnuts
- ☐ Chia
- ☐ Flaxseeds
- ☐ Pumpkin seeds
- ☐ Sesame seeds
- ☐ Sunflower seeds

LEGUMES

- ☐ Edamame
- ☐ Black eyes peas
- ☐ Baked beans
- ☐ Butter beans
- ☐ Cannellini beans
- ☐ Chickpeas (+ hummus)
- ☐ Kidney beans
- ☐ Lentils
- ☐ Split peas

FRESH HERBS

- ☐ Basil
- ☐ Coriander
- ☐ Chives
- ☐ Dill
- ☐ Garlic
- ☐ Ginger
- ☐ Mint
- ☐ Oregano
- ☐ Parsley
- ☐ Rosemary
- ☐ Sage
- ☐ Thyme
- ☐ Tumeric

WHOLEGRAINS

- ☐ Bulgar wheat
- ☐ Oats
- ☐ Quinoa
- ☐ Rice

Weekly tally:

Happy score:
Health score:

VEGETABLES	**FRUIT**
☐ Artichoke	☐ Apples
☐ Asparagus	☐ Avocado
☐ Aubergine / egg plant	☐ Bananas
☐ Beetroot	☐ Blackberries
☐ Broccoli	☐ Blackcurrants
☐ Brussels sprouts	☐ Blueberries
☐ Cabbage	☐ Cherries
☐ Carrots	☐ Figs
☐ Celeriac	☐ Grapes
☐ Celery	☐ Grapefruit
☐ Cucumber	☐ Kiwi
☐ Courgette / zucchini	☐ Lemon
☐ Green beans	☐ Lime
☐ Kale	☐ Mango
☐ Leeks	☐ Melon
☐ Lettuce	☐ Oranges / satsuma
☐ Mushrooms	☐ Passionfruit
☐ Onions	☐ Peaches
☐ Parsnips	☐ Pears
☐ Peas	☐ Pineapple
☐ Peppers / capsicum	☐ Plums
☐ Potatoes	☐ Pomegranate
☐ Radishes	☐ Raspberries
☐ Squash	☐ Redcurrants
☐ Sweetcorn	☐ Rhubarb
☐ Sweet potato ☐ Spinach	☐ Strawberries
☐ Tomatoes ☐ Watercress	☐ Watermelon

Week _____

NUTS & SEEDS

- [ ] Almonds
- [ ] Brazil nuts
- [ ] Cashews
- [ ] Hazelnuts
- [ ] Macadamia
- [ ] Pecans
- [ ] Pistachios
- [ ] Walnuts
- [ ] Chia
- [ ] Flaxseeds
- [ ] Pumpkin seeds
- [ ] Sesame seeds
- [ ] Sunflower seeds

LEGUMES

- [ ] Edamame
- [ ] Black eyes peas
- [ ] Baked beans
- [ ] Butter beans
- [ ] Cannellini beans
- [ ] Chickpeas (+ hummus)
- [ ] Kidney beans
- [ ] Lentils
- [ ] Split peas

FRESH HERBS

- [ ] Basil
- [ ] Coriander
- [ ] Chives
- [ ] Dill
- [ ] Garlic
- [ ] Ginger
- [ ] Mint
- [ ] Oregano
- [ ] Parsley
- [ ] Rosemary
- [ ] Sage
- [ ] Thyme
- [ ] Tumeric

WHOLEGRAINS

- [ ] Bulgar wheat
- [ ] Oats
- [ ] Quinoa
- [ ] Rice

Weekly tally:

Happy score:
Health score:

VEGETABLES

- [ ] Artichoke
- [ ] Asparagus
- [ ] Aubergine / egg plant
- [ ] Beetroot
- [ ] Broccoli
- [ ] Brussels sprouts
- [ ] Cabbage
- [ ] Carrots
- [ ] Celeriac
- [ ] Celery
- [ ] Cucumber
- [ ] Courgette / zucchini
- [ ] Green beans
- [ ] Kale
- [ ] Leeks
- [ ] Lettuce
- [ ] Mushrooms
- [ ] Onions
- [ ] Parsnips
- [ ] Peas
- [ ] Peppers / capsicum
- [ ] Potatoes
- [ ] Radishes
- [ ] Squash
- [ ] Sweetcorn
- [ ] Sweet potato
- [ ] Spinach
- [ ] Tomatoes
- [ ] Watercress

FRUIT

- [ ] Apples
- [ ] Avocado
- [ ] Bananas
- [ ] Blackberries
- [ ] Blackcurrants
- [ ] Blueberries
- [ ] Cherries
- [ ] Figs
- [ ] Grapes
- [ ] Grapefruit
- [ ] Kiwi
- [ ] Lemon
- [ ] Lime
- [ ] Mango
- [ ] Melon
- [ ] Oranges / satsuma
- [ ] Passionfruit
- [ ] Peaches
- [ ] Pears
- [ ] Pineapple
- [ ] Plums
- [ ] Pomegranate
- [ ] Raspberries
- [ ] Redcurrants
- [ ] Rhubarb
- [ ] Strawberries
- [ ] Watermelon

Week ___

NUTS & SEEDS

- [ ] Almonds
- [ ] Brazil nuts
- [ ] Cashews
- [ ] Hazelnuts
- [ ] Macadamia
- [ ] Pecans
- [ ] Pistachios
- [ ] Walnuts
- [ ] Chia
- [ ] Flaxseeds
- [ ] Pumpkin seeds
- [ ] Sesame seeds
- [ ] Sunflower seeds

LEGUMES

- [ ] Edamame
- [ ] Black eyes peas
- [ ] Baked beans
- [ ] Butter beans
- [ ] Cannellini beans
- [ ] Chickpeas (+ hummus)
- [ ] Kidney beans
- [ ] Lentils
- [ ] Split peas

FRESH HERBS

- [ ] Basil
- [ ] Coriander
- [ ] Chives
- [ ] Dill
- [ ] Garlic
- [ ] Ginger
- [ ] Mint
- [ ] Oregano
- [ ] Parsley
- [ ] Rosemary
- [ ] Sage
- [ ] Thyme
- [ ] Tumeric

WHOLEGRAINS

- [ ] Bulgar wheat
- [ ] Oats
- [ ] Quinoa
- [ ] Rice

Weekly tally:

Happy score:
Health score:

VEGETABLES	**FRUIT**
☐ Artichoke	☐ Apples
☐ Asparagus	☐ Avocado
☐ Aubergine / egg plant	☐ Bananas
☐ Beetroot	☐ Blackberries
☐ Broccoli	☐ Blackcurrants
☐ Brussels sprouts	☐ Blueberries
☐ Cabbage	☐ Cherries
☐ Carrots	☐ Figs
☐ Celeriac	☐ Grapes
☐ Celery	☐ Grapefruit
☐ Cucumber	☐ Kiwi
☐ Courgette / zucchini	☐ Lemon
☐ Green beans	☐ Lime
☐ Kale	☐ Mango
☐ Leeks	☐ Melon
☐ Lettuce	☐ Oranges / satsuma
☐ Mushrooms	☐ Passionfruit
☐ Onions	☐ Peaches
☐ Parsnips	☐ Pears
☐ Peas	☐ Pineapple
☐ Peppers / capsicum	☐ Plums
☐ Potatoes	☐ Pomegranate
☐ Radishes	☐ Raspberries
☐ Squash	☐ Redcurrants
☐ Sweetcorn	☐ Rhubarb
☐ Sweet potato ☐ Spinach	☐ Strawberries
☐ Tomatoes ☐ Watercress	☐ Watermelon

Week ____

NUTS & SEEDS

- [ ] Almonds
- [ ] Brazil nuts
- [ ] Cashews
- [ ] Hazelnuts
- [ ] Macadamia
- [ ] Pecans
- [ ] Pistachios
- [ ] Walnuts
- [ ] Chia
- [ ] Flaxseeds
- [ ] Pumpkin seeds
- [ ] Sesame seeds
- [ ] Sunflower seeds

LEGUMES

- [ ] Edamame
- [ ] Black eyes peas
- [ ] Baked beans
- [ ] Butter beans
- [ ] Cannellini beans
- [ ] Chickpeas (+ hummus)
- [ ] Kidney beans
- [ ] Lentils
- [ ] Split peas

FRESH HERBS

- [ ] Basil
- [ ] Coriander
- [ ] Chives
- [ ] Dill
- [ ] Garlic
- [ ] Ginger
- [ ] Mint
- [ ] Oregano
- [ ] Parsley
- [ ] Rosemary
- [ ] Sage
- [ ] Thyme
- [ ] Tumeric

WHOLEGRAINS

- [ ] Bulgar wheat
- [ ] Oats
- [ ] Quinoa
- [ ] Rice

Weekly tally:

Happy score:
Health score:

VEGETABLES

- [ ] Artichoke
- [ ] Asparagus
- [ ] Aubergine / egg plant
- [ ] Beetroot
- [ ] Broccoli
- [ ] Brussels sprouts
- [ ] Cabbage
- [ ] Carrots
- [ ] Celeriac
- [ ] Celery
- [ ] Cucumber
- [ ] Courgette / zucchini
- [ ] Green beans
- [ ] Kale
- [ ] Leeks
- [ ] Lettuce
- [ ] Mushrooms
- [ ] Onions
- [ ] Parsnips
- [ ] Peas
- [ ] Peppers / capsicum
- [ ] Potatoes
- [ ] Radishes
- [ ] Squash
- [ ] Sweetcorn
- [ ] Sweet potato
- [ ] Spinach
- [ ] Tomatoes
- [ ] Watercress

FRUIT

- [ ] Apples
- [ ] Avocado
- [ ] Bananas
- [ ] Blackberries
- [ ] Blackcurrants
- [ ] Blueberries
- [ ] Cherries
- [ ] Figs
- [ ] Grapes
- [ ] Grapefruit
- [ ] Kiwi
- [ ] Lemon
- [ ] Lime
- [ ] Mango
- [ ] Melon
- [ ] Oranges / satsuma
- [ ] Passionfruit
- [ ] Peaches
- [ ] Pears
- [ ] Pineapple
- [ ] Plums
- [ ] Pomegranate
- [ ] Raspberries
- [ ] Redcurrants
- [ ] Rhubarb
- [ ] Strawberries
- [ ] Watermelon

Week ___

NUTS & SEEDS

- [ ] Almonds
- [ ] Brazil nuts
- [ ] Cashews
- [ ] Hazelnuts
- [ ] Macadamia
- [ ] Pecans
- [ ] Pistachios
- [ ] Walnuts
- [ ] Chia
- [ ] Flaxseeds
- [ ] Pumpkin seeds
- [ ] Sesame seeds
- [ ] Sunflower seeds

LEGUMES

- [ ] Edamame
- [ ] Black eyes peas
- [ ] Baked beans
- [ ] Butter beans
- [ ] Cannellini beans
- [ ] Chickpeas (+ hummus)
- [ ] Kidney beans
- [ ] Lentils
- [ ] Split peas

FRESH HERBS

- [ ] Basil
- [ ] Coriander
- [ ] Chives
- [ ] Dill
- [ ] Garlic
- [ ] Ginger
- [ ] Mint
- [ ] Oregano
- [ ] Parsley
- [ ] Rosemary
- [ ] Sage
- [ ] Thyme
- [ ] Tumeric

WHOLEGRAINS

- [ ] Bulgar wheat
- [ ] Oats
- [ ] Quinoa
- [ ] Rice

Weekly tally:

Happy score:
Health score:

VEGETABLES

- [ ] Artichoke
- [ ] Asparagus
- [ ] Aubergine / egg plant
- [ ] Beetroot
- [ ] Broccoli
- [ ] Brussels sprouts
- [ ] Cabbage
- [ ] Carrots
- [ ] Celeriac
- [ ] Celery
- [ ] Cucumber
- [ ] Courgette / zucchini
- [ ] Green beans
- [ ] Kale
- [ ] Leeks
- [ ] Lettuce
- [ ] Mushrooms
- [ ] Onions
- [ ] Parsnips
- [ ] Peas
- [ ] Peppers / capsicum
- [ ] Potatoes
- [ ] Radishes
- [ ] Squash
- [ ] Sweetcorn
- [ ] Sweet potato
- [ ] Spinach
- [ ] Tomatoes
- [ ] Watercress

FRUIT

- [ ] Apples
- [ ] Avocado
- [ ] Bananas
- [ ] Blackberries
- [ ] Blackcurrants
- [ ] Blueberries
- [ ] Cherries
- [ ] Figs
- [ ] Grapes
- [ ] Grapefruit
- [ ] Kiwi
- [ ] Lemon
- [ ] Lime
- [ ] Mango
- [ ] Melon
- [ ] Oranges / satsuma
- [ ] Passionfruit
- [ ] Peaches
- [ ] Pears
- [ ] Pineapple
- [ ] Plums
- [ ] Pomegranate
- [ ] Raspberries
- [ ] Redcurrants
- [ ] Rhubarb
- [ ] Strawberries
- [ ] Watermelon

Week ___

NUTS & SEEDS

- [ ] Almonds
- [ ] Brazil nuts
- [ ] Cashews
- [ ] Hazelnuts
- [ ] Macadamia
- [ ] Pecans
- [ ] Pistachios
- [ ] Walnuts
- [ ] Chia
- [ ] Flaxseeds
- [ ] Pumpkin seeds
- [ ] Sesame seeds
- [ ] Sunflower seeds

LEGUMES

- [ ] Edamame
- [ ] Black eyes peas
- [ ] Baked beans
- [ ] Butter beans
- [ ] Cannellini beans
- [ ] Chickpeas (+ hummus)
- [ ] Kidney beans
- [ ] Lentils
- [ ] Split peas

FRESH HERBS

- [ ] Basil
- [ ] Coriander
- [ ] Chives
- [ ] Dill
- [ ] Garlic
- [ ] Ginger
- [ ] Mint
- [ ] Oregano
- [ ] Parsley
- [ ] Rosemary
- [ ] Sage
- [ ] Thyme
- [ ] Tumeric

WHOLEGRAINS

- [ ] Bulgar wheat
- [ ] Oats
- [ ] Quinoa
- [ ] Rice

Weekly tally:

Happy score:
Health score:

VEGETABLES	**FRUIT**
☐ Artichoke	☐ Apples
☐ Asparagus	☐ Avocado
☐ Aubergine / egg plant	☐ Bananas
☐ Beetroot	☐ Blackberries
☐ Broccoli	☐ Blackcurrants
☐ Brussels sprouts	☐ Blueberries
☐ Cabbage	☐ Cherries
☐ Carrots	☐ Figs
☐ Celeriac	☐ Grapes
☐ Celery	☐ Grapefruit
☐ Cucumber	☐ Kiwi
☐ Courgette / zucchini	☐ Lemon
☐ Green beans	☐ Lime
☐ Kale	☐ Mango
☐ Leeks	☐ Melon
☐ Lettuce	☐ Oranges / satsuma
☐ Mushrooms	☐ Passionfruit
☐ Onions	☐ Peaches
☐ Parsnips	☐ Pears
☐ Peas	☐ Pineapple
☐ Peppers / capsicum	☐ Plums
☐ Potatoes	☐ Pomegranate
☐ Radishes	☐ Raspberries
☐ Squash	☐ Redcurrants
☐ Sweetcorn	☐ Rhubarb
☐ Sweet potato ☐ Spinach	☐ Strawberries
☐ Tomatoes ☐ Watercress	☐ Watermelon

Week ____

NUTS & SEEDS

- [ ] Almonds
- [ ] Brazil nuts
- [ ] Cashews
- [ ] Hazelnuts
- [ ] Macadamia
- [ ] Pecans
- [ ] Pistachios
- [ ] Walnuts
- [ ] Chia
- [ ] Flaxseeds
- [ ] Pumpkin seeds
- [ ] Sesame seeds
- [ ] Sunflower seeds

LEGUMES

- [ ] Edamame
- [ ] Black eyes peas
- [ ] Baked beans
- [ ] Butter beans
- [ ] Cannellini beans
- [ ] Chickpeas (+ hummus)
- [ ] Kidney beans
- [ ] Lentils
- [ ] Split peas

FRESH HERBS

- [ ] Basil
- [ ] Coriander
- [ ] Chives
- [ ] Dill
- [ ] Garlic
- [ ] Ginger
- [ ] Mint
- [ ] Oregano
- [ ] Parsley
- [ ] Rosemary
- [ ] Sage
- [ ] Thyme
- [ ] Tumeric

WHOLEGRAINS

- [ ] Bulgar wheat
- [ ] Oats
- [ ] Quinoa
- [ ] Rice

Weekly tally:

Happy score:
Health score:

VEGETABLES

- [ ] Artichoke
- [ ] Asparagus
- [ ] Aubergine / egg plant
- [ ] Beetroot
- [ ] Broccoli
- [ ] Brussels sprouts
- [ ] Cabbage
- [ ] Carrots
- [ ] Celeriac
- [ ] Celery
- [ ] Cucumber
- [ ] Courgette / zucchini
- [ ] Green beans
- [ ] Kale
- [ ] Leeks
- [ ] Lettuce
- [ ] Mushrooms
- [ ] Onions
- [ ] Parsnips
- [ ] Peas
- [ ] Peppers / capsicum
- [ ] Potatoes
- [ ] Radishes
- [ ] Squash
- [ ] Sweetcorn
- [ ] Sweet potato
- [ ] Spinach
- [ ] Tomatoes
- [ ] Watercress

FRUIT

- [ ] Apples
- [ ] Avocado
- [ ] Bananas
- [ ] Blackberries
- [ ] Blackcurrants
- [ ] Blueberries
- [ ] Cherries
- [ ] Figs
- [ ] Grapes
- [ ] Grapefruit
- [ ] Kiwi
- [ ] Lemon
- [ ] Lime
- [ ] Mango
- [ ] Melon
- [ ] Oranges / satsuma
- [ ] Passionfruit
- [ ] Peaches
- [ ] Pears
- [ ] Pineapple
- [ ] Plums
- [ ] Pomegranate
- [ ] Raspberries
- [ ] Redcurrants
- [ ] Rhubarb
- [ ] Strawberries
- [ ] Watermelon

Week ____

NUTS & SEEDS

- [ ] Almonds
- [ ] Brazil nuts
- [ ] Cashews
- [ ] Hazelnuts
- [ ] Macadamia
- [ ] Pecans
- [ ] Pistachios
- [ ] Walnuts
- [ ] Chia
- [ ] Flaxseeds
- [ ] Pumpkin seeds
- [ ] Sesame seeds
- [ ] Sunflower seeds

LEGUMES

- [ ] Edamame
- [ ] Black eyes peas
- [ ] Baked beans
- [ ] Butter beans
- [ ] Cannellini beans
- [ ] Chickpeas (+ hummus)
- [ ] Kidney beans
- [ ] Lentils
- [ ] Split peas

FRESH HERBS

- [ ] Basil
- [ ] Coriander
- [ ] Chives
- [ ] Dill
- [ ] Garlic
- [ ] Ginger
- [ ] Mint
- [ ] Oregano
- [ ] Parsley
- [ ] Rosemary
- [ ] Sage
- [ ] Thyme
- [ ] Tumeric

WHOLEGRAINS

- [ ] Bulgar wheat
- [ ] Oats
- [ ] Quinoa
- [ ] Rice

Weekly tally:

Happy score:
Health score:

VEGETABLES	**FRUIT**
☐ Artichoke	☐ Apples
☐ Asparagus	☐ Avocado
☐ Aubergine / egg plant	☐ Bananas
☐ Beetroot	☐ Blackberries
☐ Broccoli	☐ Blackcurrants
☐ Brussels sprouts	☐ Blueberries
☐ Cabbage	☐ Cherries
☐ Carrots	☐ Figs
☐ Celeriac	☐ Grapes
☐ Celery	☐ Grapefruit
☐ Cucumber	☐ Kiwi
☐ Courgette / zucchini	☐ Lemon
☐ Green beans	☐ Lime
☐ Kale	☐ Mango
☐ Leeks	☐ Melon
☐ Lettuce	☐ Oranges / satsuma
☐ Mushrooms	☐ Passionfruit
☐ Onions	☐ Peaches
☐ Parsnips	☐ Pears
☐ Peas	☐ Pineapple
☐ Peppers / capsicum	☐ Plums
☐ Potatoes	☐ Pomegranate
☐ Radishes	☐ Raspberries
☐ Squash	☐ Redcurrants
☐ Sweetcorn	☐ Rhubarb
☐ Sweet potato ☐ Spinach	☐ Strawberries
☐ Tomatoes ☐ Watercress	☐ Watermelon

Week ____

NUTS & SEEDS

- ☐ Almonds
- ☐ Brazil nuts
- ☐ Cashews
- ☐ Hazelnuts
- ☐ Macadamia
- ☐ Pecans
- ☐ Pistachios
- ☐ Walnuts
- ☐ Chia
- ☐ Flaxseeds
- ☐ Pumpkin seeds
- ☐ Sesame seeds
- ☐ Sunflower seeds

LEGUMES

- ☐ Edamame
- ☐ Black eyes peas
- ☐ Baked beans
- ☐ Butter beans
- ☐ Cannellini beans
- ☐ Chickpeas (+ hummus)
- ☐ Kidney beans
- ☐ Lentils
- ☐ Split peas

FRESH HERBS

- ☐ Basil
- ☐ Coriander
- ☐ Chives
- ☐ Dill
- ☐ Garlic
- ☐ Ginger
- ☐ Mint
- ☐ Oregano
- ☐ Parsley
- ☐ Rosemary
- ☐ Sage
- ☐ Thyme
- ☐ Tumeric

WHOLEGRAINS

- ☐ Bulgar wheat
- ☐ Oats
- ☐ Quinoa
- ☐ Rice

Weekly tally:

Happy score:
Health score:

VEGETABLES

- [ ] Artichoke
- [ ] Asparagus
- [ ] Aubergine / egg plant
- [ ] Beetroot
- [ ] Broccoli
- [ ] Brussels sprouts
- [ ] Cabbage
- [ ] Carrots
- [ ] Celeriac
- [ ] Celery
- [ ] Cucumber
- [ ] Courgette / zucchini
- [ ] Green beans
- [ ] Kale
- [ ] Leeks
- [ ] Lettuce
- [ ] Mushrooms
- [ ] Onions
- [ ] Parsnips
- [ ] Peas
- [ ] Peppers / capsicum
- [ ] Potatoes
- [ ] Radishes
- [ ] Squash
- [ ] Sweetcorn
- [ ] Sweet potato
- [ ] Spinach
- [ ] Tomatoes
- [ ] Watercress

FRUIT

- [ ] Apples
- [ ] Avocado
- [ ] Bananas
- [ ] Blackberries
- [ ] Blackcurrants
- [ ] Blueberries
- [ ] Cherries
- [ ] Figs
- [ ] Grapes
- [ ] Grapefruit
- [ ] Kiwi
- [ ] Lemon
- [ ] Lime
- [ ] Mango
- [ ] Melon
- [ ] Oranges / satsuma
- [ ] Passionfruit
- [ ] Peaches
- [ ] Pears
- [ ] Pineapple
- [ ] Plums
- [ ] Pomegranate
- [ ] Raspberries
- [ ] Redcurrants
- [ ] Rhubarb
- [ ] Strawberries
- [ ] Watermelon

Week _____

NUTS & SEEDS

- [ ] Almonds
- [ ] Brazil nuts
- [ ] Cashews
- [ ] Hazelnuts
- [ ] Macadamia
- [ ] Pecans
- [ ] Pistachios
- [ ] Walnuts
- [ ] Chia
- [ ] Flaxseeds
- [ ] Pumpkin seeds
- [ ] Sesame seeds
- [ ] Sunflower seeds

LEGUMES

- [ ] Edamame
- [ ] Black eyes peas
- [ ] Baked beans
- [ ] Butter beans
- [ ] Cannellini beans
- [ ] Chickpeas (+ hummus)
- [ ] Kidney beans
- [ ] Lentils
- [ ] Split peas

FRESH HERBS

- [ ] Basil
- [ ] Coriander
- [ ] Chives
- [ ] Dill
- [ ] Garlic
- [ ] Ginger
- [ ] Mint
- [ ] Oregano
- [ ] Parsley
- [ ] Rosemary
- [ ] Sage
- [ ] Thyme
- [ ] Tumeric

WHOLEGRAINS

- [ ] Bulgar wheat
- [ ] Oats
- [ ] Quinoa
- [ ] Rice

Weekly tally:

Happy score:
Health score:

VEGETABLES

- [ ] Artichoke
- [ ] Asparagus
- [ ] Aubergine / egg plant
- [ ] Beetroot
- [ ] Broccoli
- [ ] Brussels sprouts
- [ ] Cabbage
- [ ] Carrots
- [ ] Celeriac
- [ ] Celery
- [ ] Cucumber
- [ ] Courgette / zucchini
- [ ] Green beans
- [ ] Kale
- [ ] Leeks
- [ ] Lettuce
- [ ] Mushrooms
- [ ] Onions
- [ ] Parsnips
- [ ] Peas
- [ ] Peppers / capsicum
- [ ] Potatoes
- [ ] Radishes
- [ ] Squash
- [ ] Sweetcorn
- [ ] Sweet potato
- [ ] Spinach
- [ ] Tomatoes
- [ ] Watercress

FRUIT

- [ ] Apples
- [ ] Avocado
- [ ] Bananas
- [ ] Blackberries
- [ ] Blackcurrants
- [ ] Blueberries
- [ ] Cherries
- [ ] Figs
- [ ] Grapes
- [ ] Grapefruit
- [ ] Kiwi
- [ ] Lemon
- [ ] Lime
- [ ] Mango
- [ ] Melon
- [ ] Oranges / satsuma
- [ ] Passionfruit
- [ ] Peaches
- [ ] Pears
- [ ] Pineapple
- [ ] Plums
- [ ] Pomegranate
- [ ] Raspberries
- [ ] Redcurrants
- [ ] Rhubarb
- [ ] Strawberries
- [ ] Watermelon

Week ____

NUTS & SEEDS

- [ ] Almonds
- [ ] Brazil nuts
- [ ] Cashews
- [ ] Hazelnuts
- [ ] Macadamia
- [ ] Pecans
- [ ] Pistachios
- [ ] Walnuts
- [ ] Chia
- [ ] Flaxseeds
- [ ] Pumpkin seeds
- [ ] Sesame seeds
- [ ] Sunflower seeds

LEGUMES

- [ ] Edamame
- [ ] Black eyes peas
- [ ] Baked beans
- [ ] Butter beans
- [ ] Cannellini beans
- [ ] Chickpeas (+ hummus)
- [ ] Kidney beans
- [ ] Lentils
- [ ] Split peas

FRESH HERBS

- [ ] Basil
- [ ] Coriander
- [ ] Chives
- [ ] Dill
- [ ] Garlic
- [ ] Ginger
- [ ] Mint
- [ ] Oregano
- [ ] Parsley
- [ ] Rosemary
- [ ] Sage
- [ ] Thyme
- [ ] Tumeric

WHOLEGRAINS

- [ ] Bulgar wheat
- [ ] Oats
- [ ] Quinoa
- [ ] Rice

Weekly tally:

Happy score:
Health score:

VEGETABLES

- [ ] Artichoke
- [ ] Asparagus
- [ ] Aubergine / egg plant
- [ ] Beetroot
- [ ] Broccoli
- [ ] Brussels sprouts
- [ ] Cabbage
- [ ] Carrots
- [ ] Celeriac
- [ ] Celery
- [ ] Cucumber
- [ ] Courgette / zucchini
- [ ] Green beans
- [ ] Kale
- [ ] Leeks
- [ ] Lettuce
- [ ] Mushrooms
- [ ] Onions
- [ ] Parsnips
- [ ] Peas
- [ ] Peppers / capsicum
- [ ] Potatoes
- [ ] Radishes
- [ ] Squash
- [ ] Sweetcorn
- [ ] Sweet potato
- [ ] Spinach
- [ ] Tomatoes
- [ ] Watercress

FRUIT

- [ ] Apples
- [ ] Avocado
- [ ] Bananas
- [ ] Blackberries
- [ ] Blackcurrants
- [ ] Blueberries
- [ ] Cherries
- [ ] Figs
- [ ] Grapes
- [ ] Grapefruit
- [ ] Kiwi
- [ ] Lemon
- [ ] Lime
- [ ] Mango
- [ ] Melon
- [ ] Oranges / satsuma
- [ ] Passionfruit
- [ ] Peaches
- [ ] Pears
- [ ] Pineapple
- [ ] Plums
- [ ] Pomegranate
- [ ] Raspberries
- [ ] Redcurrants
- [ ] Rhubarb
- [ ] Strawberries
- [ ] Watermelon

Week ___

NUTS & SEEDS

- [ ] Almonds
- [ ] Brazil nuts
- [ ] Cashews
- [ ] Hazelnuts
- [ ] Macadamia
- [ ] Pecans
- [ ] Pistachios
- [ ] Walnuts
- [ ] Chia
- [ ] Flaxseeds
- [ ] Pumpkin seeds
- [ ] Sesame seeds
- [ ] Sunflower seeds

LEGUMES

- [ ] Edamame
- [ ] Black eyes peas
- [ ] Baked beans
- [ ] Butter beans
- [ ] Cannellini beans
- [ ] Chickpeas (+ hummus)
- [ ] Kidney beans
- [ ] Lentils
- [ ] Split peas

FRESH HERBS

- [ ] Basil
- [ ] Coriander
- [ ] Chives
- [ ] Dill
- [ ] Garlic
- [ ] Ginger
- [ ] Mint
- [ ] Oregano
- [ ] Parsley
- [ ] Rosemary
- [ ] Sage
- [ ] Thyme
- [ ] Tumeric

WHOLEGRAINS

- [ ] Bulgar wheat
- [ ] Oats
- [ ] Quinoa
- [ ] Rice

Weekly tally:

Happy score:
Health score:

VEGETABLES	**FRUIT**
☐ Artichoke	☐ Apples
☐ Asparagus	☐ Avocado
☐ Aubergine / egg plant	☐ Bananas
☐ Beetroot	☐ Blackberries
☐ Broccoli	☐ Blackcurrants
☐ Brussels sprouts	☐ Blueberries
☐ Cabbage	☐ Cherries
☐ Carrots	☐ Figs
☐ Celeriac	☐ Grapes
☐ Celery	☐ Grapefruit
☐ Cucumber	☐ Kiwi
☐ Courgette / zucchini	☐ Lemon
☐ Green beans	☐ Lime
☐ Kale	☐ Mango
☐ Leeks	☐ Melon
☐ Lettuce	☐ Oranges / satsuma
☐ Mushrooms	☐ Passionfruit
☐ Onions	☐ Peaches
☐ Parsnips	☐ Pears
☐ Peas	☐ Pineapple
☐ Peppers / capsicum	☐ Plums
☐ Potatoes	☐ Pomegranate
☐ Radishes	☐ Raspberries
☐ Squash	☐ Redcurrants
☐ Sweetcorn	☐ Rhubarb
☐ Sweet potato ☐ Spinach	☐ Strawberries
☐ Tomatoes ☐ Watercress	☐ Watermelon

Week ___

NUTS & SEEDS

- [ ] Almonds
- [ ] Brazil nuts
- [ ] Cashews
- [ ] Hazelnuts
- [ ] Macadamia
- [ ] Pecans
- [ ] Pistachios
- [ ] Walnuts
- [ ] Chia
- [ ] Flaxseeds
- [ ] Pumpkin seeds
- [ ] Sesame seeds
- [ ] Sunflower seeds

LEGUMES

- [ ] Edamame
- [ ] Black eyes peas
- [ ] Baked beans
- [ ] Butter beans
- [ ] Cannellini beans
- [ ] Chickpeas (+ hummus)
- [ ] Kidney beans
- [ ] Lentils
- [ ] Split peas

FRESH HERBS

- [ ] Basil
- [ ] Coriander
- [ ] Chives
- [ ] Dill
- [ ] Garlic
- [ ] Ginger
- [ ] Mint
- [ ] Oregano
- [ ] Parsley
- [ ] Rosemary
- [ ] Sage
- [ ] Thyme
- [ ] Tumeric

WHOLEGRAINS

- [ ] Bulgar wheat
- [ ] Oats
- [ ] Quinoa
- [ ] Rice

Weekly tally:

Happy score:

Health score:

VEGETABLES	**FRUIT**
☐ Artichoke	☐ Apples
☐ Asparagus	☐ Avocado
☐ Aubergine / egg plant	☐ Bananas
☐ Beetroot	☐ Blackberries
☐ Broccoli	☐ Blackcurrants
☐ Brussels sprouts	☐ Blueberries
☐ Cabbage	☐ Cherries
☐ Carrots	☐ Figs
☐ Celeriac	☐ Grapes
☐ Celery	☐ Grapefruit
☐ Cucumber	☐ Kiwi
☐ Courgette / zucchini	☐ Lemon
☐ Green beans	☐ Lime
☐ Kale	☐ Mango
☐ Leeks	☐ Melon
☐ Lettuce	☐ Oranges / satsuma
☐ Mushrooms	☐ Passionfruit
☐ Onions	☐ Peaches
☐ Parsnips	☐ Pears
☐ Peas	☐ Pineapple
☐ Peppers / capsicum	☐ Plums
☐ Potatoes	☐ Pomegranate
☐ Radishes	☐ Raspberries
☐ Squash	☐ Redcurrants
☐ Sweetcorn	☐ Rhubarb
☐ Sweet potato ☐ Spinach	☐ Strawberries
☐ Tomatoes ☐ Watercress	☐ Watermelon

Week ____

NUTS & SEEDS

- [ ] Almonds
- [ ] Brazil nuts
- [ ] Cashews
- [ ] Hazelnuts
- [ ] Macadamia
- [ ] Pecans
- [ ] Pistachios
- [ ] Walnuts
- [ ] Chia
- [ ] Flaxseeds
- [ ] Pumpkin seeds
- [ ] Sesame seeds
- [ ] Sunflower seeds

LEGUMES

- [ ] Edamame
- [ ] Black eyes peas
- [ ] Baked beans
- [ ] Butter beans
- [ ] Cannellini beans
- [ ] Chickpeas (+ hummus)
- [ ] Kidney beans
- [ ] Lentils
- [ ] Split peas

FRESH HERBS

- [ ] Basil
- [ ] Coriander
- [ ] Chives
- [ ] Dill
- [ ] Garlic
- [ ] Ginger
- [ ] Mint
- [ ] Oregano
- [ ] Parsley
- [ ] Rosemary
- [ ] Sage
- [ ] Thyme
- [ ] Tumeric

WHOLEGRAINS

- [ ] Bulgar wheat
- [ ] Oats
- [ ] Quinoa
- [ ] Rice

Weekly tally:

Happy score:
Health score:

VEGETABLES

- [ ] Artichoke
- [ ] Asparagus
- [ ] Aubergine / egg plant
- [ ] Beetroot
- [ ] Broccoli
- [ ] Brussels sprouts
- [ ] Cabbage
- [ ] Carrots
- [ ] Celeriac
- [ ] Celery
- [ ] Cucumber
- [ ] Courgette / zucchini
- [ ] Green beans
- [ ] Kale
- [ ] Leeks
- [ ] Lettuce
- [ ] Mushrooms
- [ ] Onions
- [ ] Parsnips
- [ ] Peas
- [ ] Peppers / capsicum
- [ ] Potatoes
- [ ] Radishes
- [ ] Squash
- [ ] Sweetcorn
- [ ] Sweet potato
- [ ] Spinach
- [ ] Tomatoes
- [ ] Watercress

FRUIT

- [ ] Apples
- [ ] Avocado
- [ ] Bananas
- [ ] Blackberries
- [ ] Blackcurrants
- [ ] Blueberries
- [ ] Cherries
- [ ] Figs
- [ ] Grapes
- [ ] Grapefruit
- [ ] Kiwi
- [ ] Lemon
- [ ] Lime
- [ ] Mango
- [ ] Melon
- [ ] Oranges / satsuma
- [ ] Passionfruit
- [ ] Peaches
- [ ] Pears
- [ ] Pineapple
- [ ] Plums
- [ ] Pomegranate
- [ ] Raspberries
- [ ] Redcurrants
- [ ] Rhubarb
- [ ] Strawberries
- [ ] Watermelon

Week ____

NUTS & SEEDS

- ☐ Almonds
- ☐ Brazil nuts
- ☐ Cashews
- ☐ Hazelnuts
- ☐ Macadamia
- ☐ Pecans
- ☐ Pistachios
- ☐ Walnuts
- ☐ Chia
- ☐ Flaxseeds
- ☐ Pumpkin seeds
- ☐ Sesame seeds
- ☐ Sunflower seeds

LEGUMES

- ☐ Edamame
- ☐ Black eyes peas
- ☐ Baked beans
- ☐ Butter beans
- ☐ Cannellini beans
- ☐ Chickpeas (+ hummus)
- ☐ Kidney beans
- ☐ Lentils
- ☐ Split peas

FRESH HERBS

- ☐ Basil
- ☐ Coriander
- ☐ Chives
- ☐ Dill
- ☐ Garlic
- ☐ Ginger
- ☐ Mint
- ☐ Oregano
- ☐ Parsley
- ☐ Rosemary
- ☐ Sage
- ☐ Thyme
- ☐ Tumeric

WHOLEGRAINS

- ☐ Bulgar wheat
- ☐ Oats
- ☐ Quinoa
- ☐ Rice

Weekly tally:

Happy score:
Health score:

VEGETABLES	**FRUIT**
☐ Artichoke	☐ Apples
☐ Asparagus	☐ Avocado
☐ Aubergine / egg plant	☐ Bananas
☐ Beetroot	☐ Blackberries
☐ Broccoli	☐ Blackcurrants
☐ Brussels sprouts	☐ Blueberries
☐ Cabbage	☐ Cherries
☐ Carrots	☐ Figs
☐ Celeriac	☐ Grapes
☐ Celery	☐ Grapefruit
☐ Cucumber	☐ Kiwi
☐ Courgette / zucchini	☐ Lemon
☐ Green beans	☐ Lime
☐ Kale	☐ Mango
☐ Leeks	☐ Melon
☐ Lettuce	☐ Oranges / satsuma
☐ Mushrooms	☐ Passionfruit
☐ Onions	☐ Peaches
☐ Parsnips	☐ Pears
☐ Peas	☐ Pineapple
☐ Peppers / capsicum	☐ Plums
☐ Potatoes	☐ Pomegranate
☐ Radishes	☐ Raspberries
☐ Squash	☐ Redcurrants
☐ Sweetcorn	☐ Rhubarb
☐ Sweet potato ☐ Spinach	☐ Strawberries
☐ Tomatoes ☐ Watercress	☐ Watermelon

Week _____

NUTS & SEEDS

- [ ] Almonds
- [ ] Brazil nuts
- [ ] Cashews
- [ ] Hazelnuts
- [ ] Macadamia
- [ ] Pecans
- [ ] Pistachios
- [ ] Walnuts
- [ ] Chia
- [ ] Flaxseeds
- [ ] Pumpkin seeds
- [ ] Sesame seeds
- [ ] Sunflower seeds

LEGUMES

- [ ] Edamame
- [ ] Black eyes peas
- [ ] Baked beans
- [ ] Butter beans
- [ ] Cannellini beans
- [ ] Chickpeas (+ hummus)
- [ ] Kidney beans
- [ ] Lentils
- [ ] Split peas

FRESH HERBS

- [ ] Basil
- [ ] Coriander
- [ ] Chives
- [ ] Dill
- [ ] Garlic
- [ ] Ginger
- [ ] Mint
- [ ] Oregano
- [ ] Parsley
- [ ] Rosemary
- [ ] Sage
- [ ] Thyme
- [ ] Tumeric

WHOLEGRAINS

- [ ] Bulgar wheat
- [ ] Oats
- [ ] Quinoa
- [ ] Rice

Weekly tally:

Happy score:
Health score:

VEGETABLES

- [ ] Artichoke
- [ ] Asparagus
- [ ] Aubergine / egg plant
- [ ] Beetroot
- [ ] Broccoli
- [ ] Brussels sprouts
- [ ] Cabbage
- [ ] Carrots
- [ ] Celeriac
- [ ] Celery
- [ ] Cucumber
- [ ] Courgette / zucchini
- [ ] Green beans
- [ ] Kale
- [ ] Leeks
- [ ] Lettuce
- [ ] Mushrooms
- [ ] Onions
- [ ] Parsnips
- [ ] Peas
- [ ] Peppers / capsicum
- [ ] Potatoes
- [ ] Radishes
- [ ] Squash
- [ ] Sweetcorn
- [ ] Sweet potato
- [ ] Spinach
- [ ] Tomatoes
- [ ] Watercress

FRUIT

- [ ] Apples
- [ ] Avocado
- [ ] Bananas
- [ ] Blackberries
- [ ] Blackcurrants
- [ ] Blueberries
- [ ] Cherries
- [ ] Figs
- [ ] Grapes
- [ ] Grapefruit
- [ ] Kiwi
- [ ] Lemon
- [ ] Lime
- [ ] Mango
- [ ] Melon
- [ ] Oranges / satsuma
- [ ] Passionfruit
- [ ] Peaches
- [ ] Pears
- [ ] Pineapple
- [ ] Plums
- [ ] Pomegranate
- [ ] Raspberries
- [ ] Redcurrants
- [ ] Rhubarb
- [ ] Strawberries
- [ ] Watermelon

Week ____

NUTS & SEEDS

- [ ] Almonds
- [ ] Brazil nuts
- [ ] Cashews
- [ ] Hazelnuts
- [ ] Macadamia
- [ ] Pecans
- [ ] Pistachios
- [ ] Walnuts
- [ ] Chia
- [ ] Flaxseeds
- [ ] Pumpkin seeds
- [ ] Sesame seeds
- [ ] Sunflower seeds

LEGUMES

- [ ] Edamame
- [ ] Black eyes peas
- [ ] Baked beans
- [ ] Butter beans
- [ ] Cannellini beans
- [ ] Chickpeas (+ hummus)
- [ ] Kidney beans
- [ ] Lentils
- [ ] Split peas

FRESH HERBS

- [ ] Basil
- [ ] Coriander
- [ ] Chives
- [ ] Dill
- [ ] Garlic
- [ ] Ginger
- [ ] Mint
- [ ] Oregano
- [ ] Parsley
- [ ] Rosemary
- [ ] Sage
- [ ] Thyme
- [ ] Tumeric

WHOLEGRAINS

- [ ] Bulgar wheat
- [ ] Oats
- [ ] Quinoa
- [ ] Rice

Weekly tally:

Happy score:
Health score:

VEGETABLES

- [ ] Artichoke
- [ ] Asparagus
- [ ] Aubergine / egg plant
- [ ] Beetroot
- [ ] Broccoli
- [ ] Brussels sprouts
- [ ] Cabbage
- [ ] Carrots
- [ ] Celeriac
- [ ] Celery
- [ ] Cucumber
- [ ] Courgette / zucchini
- [ ] Green beans
- [ ] Kale
- [ ] Leeks
- [ ] Lettuce
- [ ] Mushrooms
- [ ] Onions
- [ ] Parsnips
- [ ] Peas
- [ ] Peppers / capsicum
- [ ] Potatoes
- [ ] Radishes
- [ ] Squash
- [ ] Sweetcorn
- [ ] Sweet potato
- [ ] Spinach
- [ ] Tomatoes
- [ ] Watercress

FRUIT

- [ ] Apples
- [ ] Avocado
- [ ] Bananas
- [ ] Blackberries
- [ ] Blackcurrants
- [ ] Blueberries
- [ ] Cherries
- [ ] Figs
- [ ] Grapes
- [ ] Grapefruit
- [ ] Kiwi
- [ ] Lemon
- [ ] Lime
- [ ] Mango
- [ ] Melon
- [ ] Oranges / satsuma
- [ ] Passionfruit
- [ ] Peaches
- [ ] Pears
- [ ] Pineapple
- [ ] Plums
- [ ] Pomegranate
- [ ] Raspberries
- [ ] Redcurrants
- [ ] Rhubarb
- [ ] Strawberries
- [ ] Watermelon

Week ___

NUTS & SEEDS

- [ ] Almonds
- [ ] Brazil nuts
- [ ] Cashews
- [ ] Hazelnuts
- [ ] Macadamia
- [ ] Pecans
- [ ] Pistachios
- [ ] Walnuts
- [ ] Chia
- [ ] Flaxseeds
- [ ] Pumpkin seeds
- [ ] Sesame seeds
- [ ] Sunflower seeds

LEGUMES

- [ ] Edamame
- [ ] Black eyes peas
- [ ] Baked beans
- [ ] Butter beans
- [ ] Cannellini beans
- [ ] Chickpeas (+ hummus)
- [ ] Kidney beans
- [ ] Lentils
- [ ] Split peas

FRESH HERBS

- [ ] Basil
- [ ] Coriander
- [ ] Chives
- [ ] Dill
- [ ] Garlic
- [ ] Ginger
- [ ] Mint
- [ ] Oregano
- [ ] Parsley
- [ ] Rosemary
- [ ] Sage
- [ ] Thyme
- [ ] Tumeric

WHOLEGRAINS

- [ ] Bulgar wheat
- [ ] Oats
- [ ] Quinoa
- [ ] Rice

Weekly tally:

Happy score:
Health score:

VEGETABLES	**FRUIT**
☐ Artichoke	☐ Apples
☐ Asparagus	☐ Avocado
☐ Aubergine / egg plant	☐ Bananas
☐ Beetroot	☐ Blackberries
☐ Broccoli	☐ Blackcurrants
☐ Brussels sprouts	☐ Blueberries
☐ Cabbage	☐ Cherries
☐ Carrots	☐ Figs
☐ Celeriac	☐ Grapes
☐ Celery	☐ Grapefruit
☐ Cucumber	☐ Kiwi
☐ Courgette / zucchini	☐ Lemon
☐ Green beans	☐ Lime
☐ Kale	☐ Mango
☐ Leeks	☐ Melon
☐ Lettuce	☐ Oranges / satsuma
☐ Mushrooms	☐ Passionfruit
☐ Onions	☐ Peaches
☐ Parsnips	☐ Pears
☐ Peas	☐ Pineapple
☐ Peppers / capsicum	☐ Plums
☐ Potatoes	☐ Pomegranate
☐ Radishes	☐ Raspberries
☐ Squash	☐ Redcurrants
☐ Sweetcorn	☐ Rhubarb
☐ Sweet potato ☐ Spinach	☐ Strawberries
☐ Tomatoes ☐ Watercress	☐ Watermelon

Week _____

NUTS & SEEDS

- [ ] Almonds
- [ ] Brazil nuts
- [ ] Cashews
- [ ] Hazelnuts
- [ ] Macadamia
- [ ] Pecans
- [ ] Pistachios
- [ ] Walnuts
- [ ] Chia
- [ ] Flaxseeds
- [ ] Pumpkin seeds
- [ ] Sesame seeds
- [ ] Sunflower seeds

LEGUMES

- [ ] Edamame
- [ ] Black eyes peas
- [ ] Baked beans
- [ ] Butter beans
- [ ] Cannellini beans
- [ ] Chickpeas (+ hummus)
- [ ] Kidney beans
- [ ] Lentils
- [ ] Split peas

FRESH HERBS

- [ ] Basil
- [ ] Coriander
- [ ] Chives
- [ ] Dill
- [ ] Garlic
- [ ] Ginger
- [ ] Mint
- [ ] Oregano
- [ ] Parsley
- [ ] Rosemary
- [ ] Sage
- [ ] Thyme
- [ ] Tumeric

WHOLEGRAINS

- [ ] Bulgar wheat
- [ ] Oats
- [ ] Quinoa
- [ ] Rice

Weekly tally:

Happy score:
Health score:

VEGETABLES

- [ ] Artichoke
- [ ] Asparagus
- [ ] Aubergine / egg plant
- [ ] Beetroot
- [ ] Broccoli
- [ ] Brussels sprouts
- [ ] Cabbage
- [ ] Carrots
- [ ] Celeriac
- [ ] Celery
- [ ] Cucumber
- [ ] Courgette / zucchini
- [ ] Green beans
- [ ] Kale
- [ ] Leeks
- [ ] Lettuce
- [ ] Mushrooms
- [ ] Onions
- [ ] Parsnips
- [ ] Peas
- [ ] Peppers / capsicum
- [ ] Potatoes
- [ ] Radishes
- [ ] Squash
- [ ] Sweetcorn
- [ ] Sweet potato
- [ ] Tomatoes
- [ ] Spinach
- [ ] Watercress

FRUIT

- [ ] Apples
- [ ] Avocado
- [ ] Bananas
- [ ] Blackberries
- [ ] Blackcurrants
- [ ] Blueberries
- [ ] Cherries
- [ ] Figs
- [ ] Grapes
- [ ] Grapefruit
- [ ] Kiwi
- [ ] Lemon
- [ ] Lime
- [ ] Mango
- [ ] Melon
- [ ] Oranges / satsuma
- [ ] Passionfruit
- [ ] Peaches
- [ ] Pears
- [ ] Pineapple
- [ ] Plums
- [ ] Pomegranate
- [ ] Raspberries
- [ ] Redcurrants
- [ ] Rhubarb
- [ ] Strawberries
- [ ] Watermelon

Week ____

NUTS & SEEDS

- [ ] Almonds
- [ ] Brazil nuts
- [ ] Cashews
- [ ] Hazelnuts
- [ ] Macadamia
- [ ] Pecans
- [ ] Pistachios
- [ ] Walnuts
- [ ] Chia
- [ ] Flaxseeds
- [ ] Pumpkin seeds
- [ ] Sesame seeds
- [ ] Sunflower seeds

LEGUMES

- [ ] Edamame
- [ ] Black eyes peas
- [ ] Baked beans
- [ ] Butter beans
- [ ] Cannellini beans
- [ ] Chickpeas (+ hummus)
- [ ] Kidney beans
- [ ] Lentils
- [ ] Split peas

FRESH HERBS

- [ ] Basil
- [ ] Coriander
- [ ] Chives
- [ ] Dill
- [ ] Garlic
- [ ] Ginger
- [ ] Mint
- [ ] Oregano
- [ ] Parsley
- [ ] Rosemary
- [ ] Sage
- [ ] Thyme
- [ ] Tumeric

WHOLEGRAINS

- [ ] Bulgar wheat
- [ ] Oats
- [ ] Quinoa
- [ ] Rice

Weekly tally:

Happy score:
Health score:

VEGETABLES	**FRUIT**
☐ Artichoke	☐ Apples
☐ Asparagus	☐ Avocado
☐ Aubergine / egg plant	☐ Bananas
☐ Beetroot	☐ Blackberries
☐ Broccoli	☐ Blackcurrants
☐ Brussels sprouts	☐ Blueberries
☐ Cabbage	☐ Cherries
☐ Carrots	☐ Figs
☐ Celeriac	☐ Grapes
☐ Celery	☐ Grapefruit
☐ Cucumber	☐ Kiwi
☐ Courgette / zucchini	☐ Lemon
☐ Green beans	☐ Lime
☐ Kale	☐ Mango
☐ Leeks	☐ Melon
☐ Lettuce	☐ Oranges / satsuma
☐ Mushrooms	☐ Passionfruit
☐ Onions	☐ Peaches
☐ Parsnips	☐ Pears
☐ Peas	☐ Pineapple
☐ Peppers / capsicum	☐ Plums
☐ Potatoes	☐ Pomegranate
☐ Radishes	☐ Raspberries
☐ Squash	☐ Redcurrants
☐ Sweetcorn	☐ Rhubarb
☐ Sweet potato ☐ Spinach	☐ Strawberries
☐ Tomatoes ☐ Watercress	☐ Watermelon

Week _____

NUTS & SEEDS

- ☐ Almonds
- ☐ Brazil nuts
- ☐ Cashews
- ☐ Hazelnuts
- ☐ Macadamia
- ☐ Pecans
- ☐ Pistachios
- ☐ Walnuts
- ☐ Chia
- ☐ Flaxseeds
- ☐ Pumpkin seeds
- ☐ Sesame seeds
- ☐ Sunflower seeds

LEGUMES

- ☐ Edamame
- ☐ Black eyes peas
- ☐ Baked beans
- ☐ Butter beans
- ☐ Cannellini beans
- ☐ Chickpeas (+ hummus)
- ☐ Kidney beans
- ☐ Lentils
- ☐ Split peas

FRESH HERBS

- ☐ Basil
- ☐ Coriander
- ☐ Chives
- ☐ Dill
- ☐ Garlic
- ☐ Ginger
- ☐ Mint
- ☐ Oregano
- ☐ Parsley
- ☐ Rosemary
- ☐ Sage
- ☐ Thyme
- ☐ Tumeric

WHOLEGRAINS

- ☐ Bulgar wheat
- ☐ Oats
- ☐ Quinoa
- ☐ Rice

Weekly tally:

Happy score:
Health score:

VEGETABLES

- [ ] Artichoke
- [ ] Asparagus
- [ ] Aubergine / egg plant
- [ ] Beetroot
- [ ] Broccoli
- [ ] Brussels sprouts
- [ ] Cabbage
- [ ] Carrots
- [ ] Celeriac
- [ ] Celery
- [ ] Cucumber
- [ ] Courgette / zucchini
- [ ] Green beans
- [ ] Kale
- [ ] Leeks
- [ ] Lettuce
- [ ] Mushrooms
- [ ] Onions
- [ ] Parsnips
- [ ] Peas
- [ ] Peppers / capsicum
- [ ] Potatoes
- [ ] Radishes
- [ ] Squash
- [ ] Sweetcorn
- [ ] Sweet potato
- [ ] Spinach
- [ ] Tomatoes
- [ ] Watercress

FRUIT

- [ ] Apples
- [ ] Avocado
- [ ] Bananas
- [ ] Blackberries
- [ ] Blackcurrants
- [ ] Blueberries
- [ ] Cherries
- [ ] Figs
- [ ] Grapes
- [ ] Grapefruit
- [ ] Kiwi
- [ ] Lemon
- [ ] Lime
- [ ] Mango
- [ ] Melon
- [ ] Oranges / satsuma
- [ ] Passionfruit
- [ ] Peaches
- [ ] Pears
- [ ] Pineapple
- [ ] Plums
- [ ] Pomegranate
- [ ] Raspberries
- [ ] Redcurrants
- [ ] Rhubarb
- [ ] Strawberries
- [ ] Watermelon

Week ____

NUTS & SEEDS

- [ ] Almonds
- [ ] Brazil nuts
- [ ] Cashews
- [ ] Hazelnuts
- [ ] Macadamia
- [ ] Pecans
- [ ] Pistachios
- [ ] Walnuts
- [ ] Chia
- [ ] Flaxseeds
- [ ] Pumpkin seeds
- [ ] Sesame seeds
- [ ] Sunflower seeds

LEGUMES

- [ ] Edamame
- [ ] Black eyes peas
- [ ] Baked beans
- [ ] Butter beans
- [ ] Cannellini beans
- [ ] Chickpeas (+ hummus)
- [ ] Kidney beans
- [ ] Lentils
- [ ] Split peas

FRESH HERBS

- [ ] Basil
- [ ] Coriander
- [ ] Chives
- [ ] Dill
- [ ] Garlic
- [ ] Ginger
- [ ] Mint
- [ ] Oregano
- [ ] Parsley
- [ ] Rosemary
- [ ] Sage
- [ ] Thyme
- [ ] Tumeric

WHOLEGRAINS

- [ ] Bulgar wheat
- [ ] Oats
- [ ] Quinoa
- [ ] Rice

Weekly tally:

Happy score:

Health score:

VEGETABLES	**FRUIT**
☐ Artichoke	☐ Apples
☐ Asparagus	☐ Avocado
☐ Aubergine / egg plant	☐ Bananas
☐ Beetroot	☐ Blackberries
☐ Broccoli	☐ Blackcurrants
☐ Brussels sprouts	☐ Blueberries
☐ Cabbage	☐ Cherries
☐ Carrots	☐ Figs
☐ Celeriac	☐ Grapes
☐ Celery	☐ Grapefruit
☐ Cucumber	☐ Kiwi
☐ Courgette / zucchini	☐ Lemon
☐ Green beans	☐ Lime
☐ Kale	☐ Mango
☐ Leeks	☐ Melon
☐ Lettuce	☐ Oranges / satsuma
☐ Mushrooms	☐ Passionfruit
☐ Onions	☐ Peaches
☐ Parsnips	☐ Pears
☐ Peas	☐ Pineapple
☐ Peppers / capsicum	☐ Plums
☐ Potatoes	☐ Pomegranate
☐ Radishes	☐ Raspberries
☐ Squash	☐ Redcurrants
☐ Sweetcorn	☐ Rhubarb
☐ Sweet potato ☐ Spinach	☐ Strawberries
☐ Tomatoes ☐ Watercress	☐ Watermelon

Week ___

NUTS & SEEDS

- [ ] Almonds
- [ ] Brazil nuts
- [ ] Cashews
- [ ] Hazelnuts
- [ ] Macadamia
- [ ] Pecans
- [ ] Pistachios
- [ ] Walnuts
- [ ] Chia
- [ ] Flaxseeds
- [ ] Pumpkin seeds
- [ ] Sesame seeds
- [ ] Sunflower seeds

LEGUMES

- [ ] Edamame
- [ ] Black eyes peas
- [ ] Baked beans
- [ ] Butter beans
- [ ] Cannellini beans
- [ ] Chickpeas (+ hummus)
- [ ] Kidney beans
- [ ] Lentils
- [ ] Split peas

FRESH HERBS

- [ ] Basil
- [ ] Coriander
- [ ] Chives
- [ ] Dill
- [ ] Garlic
- [ ] Ginger
- [ ] Mint
- [ ] Oregano
- [ ] Parsley
- [ ] Rosemary
- [ ] Sage
- [ ] Thyme
- [ ] Tumeric

WHOLEGRAINS

- [ ] Bulgar wheat
- [ ] Oats
- [ ] Quinoa
- [ ] Rice

Weekly tally:

Happy score:
Health score:

VEGETABLES

- [ ] Artichoke
- [ ] Asparagus
- [ ] Aubergine / egg plant
- [ ] Beetroot
- [ ] Broccoli
- [ ] Brussels sprouts
- [ ] Cabbage
- [ ] Carrots
- [ ] Celeriac
- [ ] Celery
- [ ] Cucumber
- [ ] Courgette / zucchini
- [ ] Green beans
- [ ] Kale
- [ ] Leeks
- [ ] Lettuce
- [ ] Mushrooms
- [ ] Onions
- [ ] Parsnips
- [ ] Peas
- [ ] Peppers / capsicum
- [ ] Potatoes
- [ ] Radishes
- [ ] Squash
- [ ] Sweetcorn
- [ ] Sweet potato
- [ ] Spinach
- [ ] Tomatoes
- [ ] Watercress

FRUIT

- [ ] Apples
- [ ] Avocado
- [ ] Bananas
- [ ] Blackberries
- [ ] Blackcurrants
- [ ] Blueberries
- [ ] Cherries
- [ ] Figs
- [ ] Grapes
- [ ] Grapefruit
- [ ] Kiwi
- [ ] Lemon
- [ ] Lime
- [ ] Mango
- [ ] Melon
- [ ] Oranges / satsuma
- [ ] Passionfruit
- [ ] Peaches
- [ ] Pears
- [ ] Pineapple
- [ ] Plums
- [ ] Pomegranate
- [ ] Raspberries
- [ ] Redcurrants
- [ ] Rhubarb
- [ ] Strawberries
- [ ] Watermelon

Week _____

NUTS & SEEDS

- [ ] Almonds
- [ ] Brazil nuts
- [ ] Cashews
- [ ] Hazelnuts
- [ ] Macadamia
- [ ] Pecans
- [ ] Pistachios
- [ ] Walnuts
- [ ] Chia
- [ ] Flaxseeds
- [ ] Pumpkin seeds
- [ ] Sesame seeds
- [ ] Sunflower seeds

LEGUMES

- [ ] Edamame
- [ ] Black eyes peas
- [ ] Baked beans
- [ ] Butter beans
- [ ] Cannellini beans
- [ ] Chickpeas (+ hummus)
- [ ] Kidney beans
- [ ] Lentils
- [ ] Split peas

FRESH HERBS

- [ ] Basil
- [ ] Coriander
- [ ] Chives
- [ ] Dill
- [ ] Garlic
- [ ] Ginger
- [ ] Mint
- [ ] Oregano
- [ ] Parsley
- [ ] Rosemary
- [ ] Sage
- [ ] Thyme
- [ ] Tumeric

WHOLEGRAINS

- [ ] Bulgar wheat
- [ ] Oats
- [ ] Quinoa
- [ ] Rice

Weekly tally:

Happy score:
Health score:

VEGETABLES	**FRUIT**
☐ Artichoke	☐ Apples
☐ Asparagus	☐ Avocado
☐ Aubergine / egg plant	☐ Bananas
☐ Beetroot	☐ Blackberries
☐ Broccoli	☐ Blackcurrants
☐ Brussels sprouts	☐ Blueberries
☐ Cabbage	☐ Cherries
☐ Carrots	☐ Figs
☐ Celeriac	☐ Grapes
☐ Celery	☐ Grapefruit
☐ Cucumber	☐ Kiwi
☐ Courgette / zucchini	☐ Lemon
☐ Green beans	☐ Lime
☐ Kale	☐ Mango
☐ Leeks	☐ Melon
☐ Lettuce	☐ Oranges / satsuma
☐ Mushrooms	☐ Passionfruit
☐ Onions	☐ Peaches
☐ Parsnips	☐ Pears
☐ Peas	☐ Pineapple
☐ Peppers / capsicum	☐ Plums
☐ Potatoes	☐ Pomegranate
☐ Radishes	☐ Raspberries
☐ Squash	☐ Redcurrants
☐ Sweetcorn	☐ Rhubarb
☐ Sweet potato ☐ Spinach	☐ Strawberries
☐ Tomatoes ☐ Watercress	☐ Watermelon

Week ____

NUTS & SEEDS

- [ ] Almonds
- [ ] Brazil nuts
- [ ] Cashews
- [ ] Hazelnuts
- [ ] Macadamia
- [ ] Pecans
- [ ] Pistachios
- [ ] Walnuts
- [ ] Chia
- [ ] Flaxseeds
- [ ] Pumpkin seeds
- [ ] Sesame seeds
- [ ] Sunflower seeds

LEGUMES

- [ ] Edamame
- [ ] Black eyes peas
- [ ] Baked beans
- [ ] Butter beans
- [ ] Cannellini beans
- [ ] Chickpeas (+ hummus)
- [ ] Kidney beans
- [ ] Lentils
- [ ] Split peas

FRESH HERBS

- [ ] Basil
- [ ] Coriander
- [ ] Chives
- [ ] Dill
- [ ] Garlic
- [ ] Ginger
- [ ] Mint
- [ ] Oregano
- [ ] Parsley
- [ ] Rosemary
- [ ] Sage
- [ ] Thyme
- [ ] Tumeric

WHOLEGRAINS

- [ ] Bulgar wheat
- [ ] Oats
- [ ] Quinoa
- [ ] Rice

Weekly tally:

Happy score:

Health score:

VEGETABLES	**FRUIT**
☐ Artichoke	☐ Apples
☐ Asparagus	☐ Avocado
☐ Aubergine / egg plant	☐ Bananas
☐ Beetroot	☐ Blackberries
☐ Broccoli	☐ Blackcurrants
☐ Brussels sprouts	☐ Blueberries
☐ Cabbage	☐ Cherries
☐ Carrots	☐ Figs
☐ Celeriac	☐ Grapes
☐ Celery	☐ Grapefruit
☐ Cucumber	☐ Kiwi
☐ Courgette / zucchini	☐ Lemon
☐ Green beans	☐ Lime
☐ Kale	☐ Mango
☐ Leeks	☐ Melon
☐ Lettuce	☐ Oranges / satsuma
☐ Mushrooms	☐ Passionfruit
☐ Onions	☐ Peaches
☐ Parsnips	☐ Pears
☐ Peas	☐ Pineapple
☐ Peppers / capsicum	☐ Plums
☐ Potatoes	☐ Pomegranate
☐ Radishes	☐ Raspberries
☐ Squash	☐ Redcurrants
☐ Sweetcorn	☐ Rhubarb
☐ Sweet potato ☐ Spinach	☐ Strawberries
☐ Tomatoes ☐ Watercress	☐ Watermelon

Week ___

NUTS & SEEDS

- [ ] Almonds
- [ ] Brazil nuts
- [ ] Cashews
- [ ] Hazelnuts
- [ ] Macadamia
- [ ] Pecans
- [ ] Pistachios
- [ ] Walnuts
- [ ] Chia
- [ ] Flaxseeds
- [ ] Pumpkin seeds
- [ ] Sesame seeds
- [ ] Sunflower seeds

LEGUMES

- [ ] Edamame
- [ ] Black eyes peas
- [ ] Baked beans
- [ ] Butter beans
- [ ] Cannellini beans
- [ ] Chickpeas (+ hummus)
- [ ] Kidney beans
- [ ] Lentils
- [ ] Split peas

FRESH HERBS

- [ ] Basil
- [ ] Coriander
- [ ] Chives
- [ ] Dill
- [ ] Garlic
- [ ] Ginger
- [ ] Mint
- [ ] Oregano
- [ ] Parsley
- [ ] Rosemary
- [ ] Sage
- [ ] Thyme
- [ ] Tumeric

WHOLEGRAINS

- [ ] Bulgar wheat
- [ ] Oats
- [ ] Quinoa
- [ ] Rice

Weekly tally:

Happy score:
Health score:

VEGETABLES

- [ ] Artichoke
- [ ] Asparagus
- [ ] Aubergine / egg plant
- [ ] Beetroot
- [ ] Broccoli
- [ ] Brussels sprouts
- [ ] Cabbage
- [ ] Carrots
- [ ] Celeriac
- [ ] Celery
- [ ] Cucumber
- [ ] Courgette / zucchini
- [ ] Green beans
- [ ] Kale
- [ ] Leeks
- [ ] Lettuce
- [ ] Mushrooms
- [ ] Onions
- [ ] Parsnips
- [ ] Peas
- [ ] Peppers / capsicum
- [ ] Potatoes
- [ ] Radishes
- [ ] Squash
- [ ] Sweetcorn
- [ ] Sweet potato
- [ ] Spinach
- [ ] Tomatoes
- [ ] Watercress

FRUIT

- [ ] Apples
- [ ] Avocado
- [ ] Bananas
- [ ] Blackberries
- [ ] Blackcurrants
- [ ] Blueberries
- [ ] Cherries
- [ ] Figs
- [ ] Grapes
- [ ] Grapefruit
- [ ] Kiwi
- [ ] Lemon
- [ ] Lime
- [ ] Mango
- [ ] Melon
- [ ] Oranges / satsuma
- [ ] Passionfruit
- [ ] Peaches
- [ ] Pears
- [ ] Pineapple
- [ ] Plums
- [ ] Pomegranate
- [ ] Raspberries
- [ ] Redcurrants
- [ ] Rhubarb
- [ ] Strawberries
- [ ] Watermelon

Week ____

NUTS & SEEDS

- [ ] Almonds
- [ ] Brazil nuts
- [ ] Cashews
- [ ] Hazelnuts
- [ ] Macadamia
- [ ] Pecans
- [ ] Pistachios
- [ ] Walnuts
- [ ] Chia
- [ ] Flaxseeds
- [ ] Pumpkin seeds
- [ ] Sesame seeds
- [ ] Sunflower seeds

LEGUMES

- [ ] Edamame
- [ ] Black eyes peas
- [ ] Baked beans
- [ ] Butter beans
- [ ] Cannellini beans
- [ ] Chickpeas (+ hummus)
- [ ] Kidney beans
- [ ] Lentils
- [ ] Split peas

FRESH HERBS

- [ ] Basil
- [ ] Coriander
- [ ] Chives
- [ ] Dill
- [ ] Garlic
- [ ] Ginger
- [ ] Mint
- [ ] Oregano
- [ ] Parsley
- [ ] Rosemary
- [ ] Sage
- [ ] Thyme
- [ ] Tumeric

WHOLEGRAINS

- [ ] Bulgar wheat
- [ ] Oats
- [ ] Quinoa
- [ ] Rice

Weekly tally:

Happy score:
Health score:

VEGETABLES	**FRUIT**
☐ Artichoke	☐ Apples
☐ Asparagus	☐ Avocado
☐ Aubergine / egg plant	☐ Bananas
☐ Beetroot	☐ Blackberries
☐ Broccoli	☐ Blackcurrants
☐ Brussels sprouts	☐ Blueberries
☐ Cabbage	☐ Cherries
☐ Carrots	☐ Figs
☐ Celeriac	☐ Grapes
☐ Celery	☐ Grapefruit
☐ Cucumber	☐ Kiwi
☐ Courgette / zucchini	☐ Lemon
☐ Green beans	☐ Lime
☐ Kale	☐ Mango
☐ Leeks	☐ Melon
☐ Lettuce	☐ Oranges / satsuma
☐ Mushrooms	☐ Passionfruit
☐ Onions	☐ Peaches
☐ Parsnips	☐ Pears
☐ Peas	☐ Pineapple
☐ Peppers / capsicum	☐ Plums
☐ Potatoes	☐ Pomegranate
☐ Radishes	☐ Raspberries
☐ Squash	☐ Redcurrants
☐ Sweetcorn	☐ Rhubarb
☐ Sweet potato ☐ Spinach	☐ Strawberries
☐ Tomatoes ☐ Watercress	☐ Watermelon

Week ____

NUTS & SEEDS

- [ ] Almonds
- [ ] Brazil nuts
- [ ] Cashews
- [ ] Hazelnuts
- [ ] Macadamia
- [ ] Pecans
- [ ] Pistachios
- [ ] Walnuts
- [ ] Chia
- [ ] Flaxseeds
- [ ] Pumpkin seeds
- [ ] Sesame seeds
- [ ] Sunflower seeds

LEGUMES

- [ ] Edamame
- [ ] Black eyes peas
- [ ] Baked beans
- [ ] Butter beans
- [ ] Cannellini beans
- [ ] Chickpeas (+ hummus)
- [ ] Kidney beans
- [ ] Lentils
- [ ] Split peas

FRESH HERBS

- [ ] Basil
- [ ] Coriander
- [ ] Chives
- [ ] Dill
- [ ] Garlic
- [ ] Ginger
- [ ] Mint
- [ ] Oregano
- [ ] Parsley
- [ ] Rosemary
- [ ] Sage
- [ ] Thyme
- [ ] Tumeric

WHOLEGRAINS

- [ ] Bulgar wheat
- [ ] Oats
- [ ] Quinoa
- [ ] Rice

Weekly tally:

Happy score:
Health score:

VEGETABLES	**FRUIT**
☐ Artichoke	☐ Apples
☐ Asparagus	☐ Avocado
☐ Aubergine / egg plant	☐ Bananas
☐ Beetroot	☐ Blackberries
☐ Broccoli	☐ Blackcurrants
☐ Brussels sprouts	☐ Blueberries
☐ Cabbage	☐ Cherries
☐ Carrots	☐ Figs
☐ Celeriac	☐ Grapes
☐ Celery	☐ Grapefruit
☐ Cucumber	☐ Kiwi
☐ Courgette / zucchini	☐ Lemon
☐ Green beans	☐ Lime
☐ Kale	☐ Mango
☐ Leeks	☐ Melon
☐ Lettuce	☐ Oranges / satsuma
☐ Mushrooms	☐ Passionfruit
☐ Onions	☐ Peaches
☐ Parsnips	☐ Pears
☐ Peas	☐ Pineapple
☐ Peppers / capsicum	☐ Plums
☐ Potatoes	☐ Pomegranate
☐ Radishes	☐ Raspberries
☐ Squash	☐ Redcurrants
☐ Sweetcorn	☐ Rhubarb
☐ Sweet potato ☐ Spinach	☐ Strawberries
☐ Tomatoes ☐ Watercress	☐ Watermelon

Week _____

NUTS & SEEDS

- [ ] Almonds
- [ ] Brazil nuts
- [ ] Cashews
- [ ] Hazelnuts
- [ ] Macadamia
- [ ] Pecans
- [ ] Pistachios
- [ ] Walnuts
- [ ] Chia
- [ ] Flaxseeds
- [ ] Pumpkin seeds
- [ ] Sesame seeds
- [ ] Sunflower seeds

LEGUMES

- [ ] Edamame
- [ ] Black eyes peas
- [ ] Baked beans
- [ ] Butter beans
- [ ] Cannellini beans
- [ ] Chickpeas (+ hummus)
- [ ] Kidney beans
- [ ] Lentils
- [ ] Split peas

FRESH HERBS

- [ ] Basil
- [ ] Coriander
- [ ] Chives
- [ ] Dill
- [ ] Garlic
- [ ] Ginger
- [ ] Mint
- [ ] Oregano
- [ ] Parsley
- [ ] Rosemary
- [ ] Sage
- [ ] Thyme
- [ ] Tumeric

WHOLEGRAINS

- [ ] Bulgar wheat
- [ ] Oats
- [ ] Quinoa
- [ ] Rice

Weekly tally:

Happy score:

Health score:

VEGETABLES

- [ ] Artichoke
- [ ] Asparagus
- [ ] Aubergine / egg plant
- [ ] Beetroot
- [ ] Broccoli
- [ ] Brussels sprouts
- [ ] Cabbage
- [ ] Carrots
- [ ] Celeriac
- [ ] Celery
- [ ] Cucumber
- [ ] Courgette / zucchini
- [ ] Green beans
- [ ] Kale
- [ ] Leeks
- [ ] Lettuce
- [ ] Mushrooms
- [ ] Onions
- [ ] Parsnips
- [ ] Peas
- [ ] Peppers / capsicum
- [ ] Potatoes
- [ ] Radishes
- [ ] Squash
- [ ] Sweetcorn
- [ ] Sweet potato
- [ ] Spinach
- [ ] Tomatoes
- [ ] Watercress

FRUIT

- [ ] Apples
- [ ] Avocado
- [ ] Bananas
- [ ] Blackberries
- [ ] Blackcurrants
- [ ] Blueberries
- [ ] Cherries
- [ ] Figs
- [ ] Grapes
- [ ] Grapefruit
- [ ] Kiwi
- [ ] Lemon
- [ ] Lime
- [ ] Mango
- [ ] Melon
- [ ] Oranges / satsuma
- [ ] Passionfruit
- [ ] Peaches
- [ ] Pears
- [ ] Pineapple
- [ ] Plums
- [ ] Pomegranate
- [ ] Raspberries
- [ ] Redcurrants
- [ ] Rhubarb
- [ ] Strawberries
- [ ] Watermelon

Week ____

NUTS & SEEDS

- [ ] Almonds
- [ ] Brazil nuts
- [ ] Cashews
- [ ] Hazelnuts
- [ ] Macadamia
- [ ] Pecans
- [ ] Pistachios
- [ ] Walnuts
- [ ] Chia
- [ ] Flaxseeds
- [ ] Pumpkin seeds
- [ ] Sesame seeds
- [ ] Sunflower seeds

LEGUMES

- [ ] Edamame
- [ ] Black eyes peas
- [ ] Baked beans
- [ ] Butter beans
- [ ] Cannellini beans
- [ ] Chickpeas (+ hummus)
- [ ] Kidney beans
- [ ] Lentils
- [ ] Split peas

FRESH HERBS

- [ ] Basil
- [ ] Coriander
- [ ] Chives
- [ ] Dill
- [ ] Garlic
- [ ] Ginger
- [ ] Mint
- [ ] Oregano
- [ ] Parsley
- [ ] Rosemary
- [ ] Sage
- [ ] Thyme
- [ ] Tumeric

WHOLEGRAINS

- [ ] Bulgar wheat
- [ ] Oats
- [ ] Quinoa
- [ ] Rice

Weekly tally:

Happy score:
Health score:

VEGETABLES	**FRUIT**
☐ Artichoke	☐ Apples
☐ Asparagus	☐ Avocado
☐ Aubergine / egg plant	☐ Bananas
☐ Beetroot	☐ Blackberries
☐ Broccoli	☐ Blackcurrants
☐ Brussels sprouts	☐ Blueberries
☐ Cabbage	☐ Cherries
☐ Carrots	☐ Figs
☐ Celeriac	☐ Grapes
☐ Celery	☐ Grapefruit
☐ Cucumber	☐ Kiwi
☐ Courgette / zucchini	☐ Lemon
☐ Green beans	☐ Lime
☐ Kale	☐ Mango
☐ Leeks	☐ Melon
☐ Lettuce	☐ Oranges / satsuma
☐ Mushrooms	☐ Passionfruit
☐ Onions	☐ Peaches
☐ Parsnips	☐ Pears
☐ Peas	☐ Pineapple
☐ Peppers / capsicum	☐ Plums
☐ Potatoes	☐ Pomegranate
☐ Radishes	☐ Raspberries
☐ Squash	☐ Redcurrants
☐ Sweetcorn	☐ Rhubarb
☐ Sweet potato ☐ Spinach	☐ Strawberries
☐ Tomatoes ☐ Watercress	☐ Watermelon

Week ____

NUTS & SEEDS

- [ ] Almonds
- [ ] Brazil nuts
- [ ] Cashews
- [ ] Hazelnuts
- [ ] Macadamia
- [ ] Pecans
- [ ] Pistachios
- [ ] Walnuts
- [ ] Chia
- [ ] Flaxseeds
- [ ] Pumpkin seeds
- [ ] Sesame seeds
- [ ] Sunflower seeds

LEGUMES

- [ ] Edamame
- [ ] Black eyes peas
- [ ] Baked beans
- [ ] Butter beans
- [ ] Cannellini beans
- [ ] Chickpeas (+ hummus)
- [ ] Kidney beans
- [ ] Lentils
- [ ] Split peas

FRESH HERBS

- [ ] Basil
- [ ] Coriander
- [ ] Chives
- [ ] Dill
- [ ] Garlic
- [ ] Ginger
- [ ] Mint
- [ ] Oregano
- [ ] Parsley
- [ ] Rosemary
- [ ] Sage
- [ ] Thyme
- [ ] Tumeric

WHOLEGRAINS

- [ ] Bulgar wheat
- [ ] Oats
- [ ] Quinoa
- [ ] Rice

Weekly tally:

Happy score:
Health score:

VEGETABLES	**FRUIT**
☐ Artichoke	☐ Apples
☐ Asparagus	☐ Avocado
☐ Aubergine / egg plant	☐ Bananas
☐ Beetroot	☐ Blackberries
☐ Broccoli	☐ Blackcurrants
☐ Brussels sprouts	☐ Blueberries
☐ Cabbage	☐ Cherries
☐ Carrots	☐ Figs
☐ Celeriac	☐ Grapes
☐ Celery	☐ Grapefruit
☐ Cucumber	☐ Kiwi
☐ Courgette / zucchini	☐ Lemon
☐ Green beans	☐ Lime
☐ Kale	☐ Mango
☐ Leeks	☐ Melon
☐ Lettuce	☐ Oranges / satsuma
☐ Mushrooms	☐ Passionfruit
☐ Onions	☐ Peaches
☐ Parsnips	☐ Pears
☐ Peas	☐ Pineapple
☐ Peppers / capsicum	☐ Plums
☐ Potatoes	☐ Pomegranate
☐ Radishes	☐ Raspberries
☐ Squash	☐ Redcurrants
☐ Sweetcorn	☐ Rhubarb
☐ Sweet potato ☐ Spinach	☐ Strawberries
☐ Tomatoes ☐ Watercress	☐ Watermelon

Week ____

NUTS & SEEDS

- [ ] Almonds
- [ ] Brazil nuts
- [ ] Cashews
- [ ] Hazelnuts
- [ ] Macadamia
- [ ] Pecans
- [ ] Pistachios
- [ ] Walnuts
- [ ] Chia
- [ ] Flaxseeds
- [ ] Pumpkin seeds
- [ ] Sesame seeds
- [ ] Sunflower seeds

LEGUMES

- [ ] Edamame
- [ ] Black eyes peas
- [ ] Baked beans
- [ ] Butter beans
- [ ] Cannellini beans
- [ ] Chickpeas (+ hummus)
- [ ] Kidney beans
- [ ] Lentils
- [ ] Split peas

FRESH HERBS

- [ ] Basil
- [ ] Coriander
- [ ] Chives
- [ ] Dill
- [ ] Garlic
- [ ] Ginger
- [ ] Mint
- [ ] Oregano
- [ ] Parsley
- [ ] Rosemary
- [ ] Sage
- [ ] Thyme
- [ ] Tumeric

WHOLEGRAINS

- [ ] Bulgar wheat
- [ ] Oats
- [ ] Quinoa
- [ ] Rice

Weekly tally:

Happy score:
Health score:

VEGETABLES

- [ ] Artichoke
- [ ] Asparagus
- [ ] Aubergine / egg plant
- [ ] Beetroot
- [ ] Broccoli
- [ ] Brussels sprouts
- [ ] Cabbage
- [ ] Carrots
- [ ] Celeriac
- [ ] Celery
- [ ] Cucumber
- [ ] Courgette / zucchini
- [ ] Green beans
- [ ] Kale
- [ ] Leeks
- [ ] Lettuce
- [ ] Mushrooms
- [ ] Onions
- [ ] Parsnips
- [ ] Peas
- [ ] Peppers / capsicum
- [ ] Potatoes
- [ ] Radishes
- [ ] Squash
- [ ] Sweetcorn
- [ ] Sweet potato
- [ ] Spinach
- [ ] Tomatoes
- [ ] Watercress

FRUIT

- [ ] Apples
- [ ] Avocado
- [ ] Bananas
- [ ] Blackberries
- [ ] Blackcurrants
- [ ] Blueberries
- [ ] Cherries
- [ ] Figs
- [ ] Grapes
- [ ] Grapefruit
- [ ] Kiwi
- [ ] Lemon
- [ ] Lime
- [ ] Mango
- [ ] Melon
- [ ] Oranges / satsuma
- [ ] Passionfruit
- [ ] Peaches
- [ ] Pears
- [ ] Pineapple
- [ ] Plums
- [ ] Pomegranate
- [ ] Raspberries
- [ ] Redcurrants
- [ ] Rhubarb
- [ ] Strawberries
- [ ] Watermelon

Week ____

NUTS & SEEDS

- [ ] Almonds
- [ ] Brazil nuts
- [ ] Cashews
- [ ] Hazelnuts
- [ ] Macadamia
- [ ] Pecans
- [ ] Pistachios
- [ ] Walnuts
- [ ] Chia
- [ ] Flaxseeds
- [ ] Pumpkin seeds
- [ ] Sesame seeds
- [ ] Sunflower seeds

LEGUMES

- [ ] Edamame
- [ ] Black eyes peas
- [ ] Baked beans
- [ ] Butter beans
- [ ] Cannellini beans
- [ ] Chickpeas (+ hummus)
- [ ] Kidney beans
- [ ] Lentils
- [ ] Split peas

FRESH HERBS

- [ ] Basil
- [ ] Coriander
- [ ] Chives
- [ ] Dill
- [ ] Garlic
- [ ] Ginger
- [ ] Mint
- [ ] Oregano
- [ ] Parsley
- [ ] Rosemary
- [ ] Sage
- [ ] Thyme
- [ ] Tumeric

WHOLEGRAINS

- [ ] Bulgar wheat
- [ ] Oats
- [ ] Quinoa
- [ ] Rice

Weekly tally:

Happy score:
Health score:

VEGETABLES	**FRUIT**
☐ Artichoke	☐ Apples
☐ Asparagus	☐ Avocado
☐ Aubergine / egg plant	☐ Bananas
☐ Beetroot	☐ Blackberries
☐ Broccoli	☐ Blackcurrants
☐ Brussels sprouts	☐ Blueberries
☐ Cabbage	☐ Cherries
☐ Carrots	☐ Figs
☐ Celeriac	☐ Grapes
☐ Celery	☐ Grapefruit
☐ Cucumber	☐ Kiwi
☐ Courgette / zucchini	☐ Lemon
☐ Green beans	☐ Lime
☐ Kale	☐ Mango
☐ Leeks	☐ Melon
☐ Lettuce	☐ Oranges / satsuma
☐ Mushrooms	☐ Passionfruit
☐ Onions	☐ Peaches
☐ Parsnips	☐ Pears
☐ Peas	☐ Pineapple
☐ Peppers / capsicum	☐ Plums
☐ Potatoes	☐ Pomegranate
☐ Radishes	☐ Raspberries
☐ Squash	☐ Redcurrants
☐ Sweetcorn	☐ Rhubarb
☐ Sweet potato ☐ Spinach	☐ Strawberries
☐ Tomatoes ☐ Watercress	☐ Watermelon

Week _____

NUTS & SEEDS

- [ ] Almonds
- [ ] Brazil nuts
- [ ] Cashews
- [ ] Hazelnuts
- [ ] Macadamia
- [ ] Pecans
- [ ] Pistachios
- [ ] Walnuts
- [ ] Chia
- [ ] Flaxseeds
- [ ] Pumpkin seeds
- [ ] Sesame seeds
- [ ] Sunflower seeds

LEGUMES

- [ ] Edamame
- [ ] Black eyes peas
- [ ] Baked beans
- [ ] Butter beans
- [ ] Cannellini beans
- [ ] Chickpeas (+ hummus)
- [ ] Kidney beans
- [ ] Lentils
- [ ] Split peas

FRESH HERBS

- [ ] Basil
- [ ] Coriander
- [ ] Chives
- [ ] Dill
- [ ] Garlic
- [ ] Ginger
- [ ] Mint
- [ ] Oregano
- [ ] Parsley
- [ ] Rosemary
- [ ] Sage
- [ ] Thyme
- [ ] Tumeric

WHOLEGRAINS

- [ ] Bulgar wheat
- [ ] Oats
- [ ] Quinoa
- [ ] Rice

Weekly tally:

Happy score:
Health score:

VEGETABLES

- [ ] Artichoke
- [ ] Asparagus
- [ ] Aubergine / egg plant
- [ ] Beetroot
- [ ] Broccoli
- [ ] Brussels sprouts
- [ ] Cabbage
- [ ] Carrots
- [ ] Celeriac
- [ ] Celery
- [ ] Cucumber
- [ ] Courgette / zucchini
- [ ] Green beans
- [ ] Kale
- [ ] Leeks
- [ ] Lettuce
- [ ] Mushrooms
- [ ] Onions
- [ ] Parsnips
- [ ] Peas
- [ ] Peppers / capsicum
- [ ] Potatoes
- [ ] Radishes
- [ ] Squash
- [ ] Sweetcorn
- [ ] Sweet potato
- [ ] Spinach
- [ ] Tomatoes
- [ ] Watercress

FRUIT

- [ ] Apples
- [ ] Avocado
- [ ] Bananas
- [ ] Blackberries
- [ ] Blackcurrants
- [ ] Blueberries
- [ ] Cherries
- [ ] Figs
- [ ] Grapes
- [ ] Grapefruit
- [ ] Kiwi
- [ ] Lemon
- [ ] Lime
- [ ] Mango
- [ ] Melon
- [ ] Oranges / satsuma
- [ ] Passionfruit
- [ ] Peaches
- [ ] Pears
- [ ] Pineapple
- [ ] Plums
- [ ] Pomegranate
- [ ] Raspberries
- [ ] Redcurrants
- [ ] Rhubarb
- [ ] Strawberries
- [ ] Watermelon

Week ____

NUTS & SEEDS

- [ ] Almonds
- [ ] Brazil nuts
- [ ] Cashews
- [ ] Hazelnuts
- [ ] Macadamia
- [ ] Pecans
- [ ] Pistachios
- [ ] Walnuts
- [ ] Chia
- [ ] Flaxseeds
- [ ] Pumpkin seeds
- [ ] Sesame seeds
- [ ] Sunflower seeds

LEGUMES

- [ ] Edamame
- [ ] Black eyes peas
- [ ] Baked beans
- [ ] Butter beans
- [ ] Cannellini beans
- [ ] Chickpeas (+ hummus)
- [ ] Kidney beans
- [ ] Lentils
- [ ] Split peas

FRESH HERBS

- [ ] Basil
- [ ] Coriander
- [ ] Chives
- [ ] Dill
- [ ] Garlic
- [ ] Ginger
- [ ] Mint
- [ ] Oregano
- [ ] Parsley
- [ ] Rosemary
- [ ] Sage
- [ ] Thyme
- [ ] Tumeric

WHOLEGRAINS

- [ ] Bulgar wheat
- [ ] Oats
- [ ] Quinoa
- [ ] Rice

Weekly tally:

Happy score:

Health score:

VEGETABLES

- [ ] Artichoke
- [ ] Asparagus
- [ ] Aubergine / egg plant
- [ ] Beetroot
- [ ] Broccoli
- [ ] Brussels sprouts
- [ ] Cabbage
- [ ] Carrots
- [ ] Celeriac
- [ ] Celery
- [ ] Cucumber
- [ ] Courgette / zucchini
- [ ] Green beans
- [ ] Kale
- [ ] Leeks
- [ ] Lettuce
- [ ] Mushrooms
- [ ] Onions
- [ ] Parsnips
- [ ] Peas
- [ ] Peppers / capsicum
- [ ] Potatoes
- [ ] Radishes
- [ ] Squash
- [ ] Sweetcorn
- [ ] Sweet potato
- [ ] Spinach
- [ ] Tomatoes
- [ ] Watercress

FRUIT

- [ ] Apples
- [ ] Avocado
- [ ] Bananas
- [ ] Blackberries
- [ ] Blackcurrants
- [ ] Blueberries
- [ ] Cherries
- [ ] Figs
- [ ] Grapes
- [ ] Grapefruit
- [ ] Kiwi
- [ ] Lemon
- [ ] Lime
- [ ] Mango
- [ ] Melon
- [ ] Oranges / satsuma
- [ ] Passionfruit
- [ ] Peaches
- [ ] Pears
- [ ] Pineapple
- [ ] Plums
- [ ] Pomegranate
- [ ] Raspberries
- [ ] Redcurrants
- [ ] Rhubarb
- [ ] Strawberries
- [ ] Watermelon

Week ____

NUTS & SEEDS

- [ ] Almonds
- [ ] Brazil nuts
- [ ] Cashews
- [ ] Hazelnuts
- [ ] Macadamia
- [ ] Pecans
- [ ] Pistachios
- [ ] Walnuts
- [ ] Chia
- [ ] Flaxseeds
- [ ] Pumpkin seeds
- [ ] Sesame seeds
- [ ] Sunflower seeds

LEGUMES

- [ ] Edamame
- [ ] Black eyes peas
- [ ] Baked beans
- [ ] Butter beans
- [ ] Cannellini beans
- [ ] Chickpeas (+ hummus)
- [ ] Kidney beans
- [ ] Lentils
- [ ] Split peas

FRESH HERBS

- [ ] Basil
- [ ] Coriander
- [ ] Chives
- [ ] Dill
- [ ] Garlic
- [ ] Ginger
- [ ] Mint
- [ ] Oregano
- [ ] Parsley
- [ ] Rosemary
- [ ] Sage
- [ ] Thyme
- [ ] Tumeric

WHOLEGRAINS

- [ ] Bulgar wheat
- [ ] Oats
- [ ] Quinoa
- [ ] Rice

Weekly tally:

Happy score:
Health score:

VEGETABLES

- [ ] Artichoke
- [ ] Asparagus
- [ ] Aubergine / egg plant
- [ ] Beetroot
- [ ] Broccoli
- [ ] Brussels sprouts
- [ ] Cabbage
- [ ] Carrots
- [ ] Celeriac
- [ ] Celery
- [ ] Cucumber
- [ ] Courgette / zucchini
- [ ] Green beans
- [ ] Kale
- [ ] Leeks
- [ ] Lettuce
- [ ] Mushrooms
- [ ] Onions
- [ ] Parsnips
- [ ] Peas
- [ ] Peppers / capsicum
- [ ] Potatoes
- [ ] Radishes
- [ ] Squash
- [ ] Sweetcorn
- [ ] Sweet potato
- [ ] Spinach
- [ ] Tomatoes
- [ ] Watercress

FRUIT

- [ ] Apples
- [ ] Avocado
- [ ] Bananas
- [ ] Blackberries
- [ ] Blackcurrants
- [ ] Blueberries
- [ ] Cherries
- [ ] Figs
- [ ] Grapes
- [ ] Grapefruit
- [ ] Kiwi
- [ ] Lemon
- [ ] Lime
- [ ] Mango
- [ ] Melon
- [ ] Oranges / satsuma
- [ ] Passionfruit
- [ ] Peaches
- [ ] Pears
- [ ] Pineapple
- [ ] Plums
- [ ] Pomegranate
- [ ] Raspberries
- [ ] Redcurrants
- [ ] Rhubarb
- [ ] Strawberries
- [ ] Watermelon

Week _____

NUTS & SEEDS

- [ ] Almonds
- [ ] Brazil nuts
- [ ] Cashews
- [ ] Hazelnuts
- [ ] Macadamia
- [ ] Pecans
- [ ] Pistachios
- [ ] Walnuts
- [ ] Chia
- [ ] Flaxseeds
- [ ] Pumpkin seeds
- [ ] Sesame seeds
- [ ] Sunflower seeds

LEGUMES

- [ ] Edamame
- [ ] Black eyes peas
- [ ] Baked beans
- [ ] Butter beans
- [ ] Cannellini beans
- [ ] Chickpeas (+ hummus)
- [ ] Kidney beans
- [ ] Lentils
- [ ] Split peas

FRESH HERBS

- [ ] Basil
- [ ] Coriander
- [ ] Chives
- [ ] Dill
- [ ] Garlic
- [ ] Ginger
- [ ] Mint
- [ ] Oregano
- [ ] Parsley
- [ ] Rosemary
- [ ] Sage
- [ ] Thyme
- [ ] Tumeric

WHOLEGRAINS

- [ ] Bulgar wheat
- [ ] Oats
- [ ] Quinoa
- [ ] Rice

Weekly tally:

Happy score:
Health score:

VEGETABLES

- [ ] Artichoke
- [ ] Asparagus
- [ ] Aubergine / egg plant
- [ ] Beetroot
- [ ] Broccoli
- [ ] Brussels sprouts
- [ ] Cabbage
- [ ] Carrots
- [ ] Celeriac
- [ ] Celery
- [ ] Cucumber
- [ ] Courgette / zucchini
- [ ] Green beans
- [ ] Kale
- [ ] Leeks
- [ ] Lettuce
- [ ] Mushrooms
- [ ] Onions
- [ ] Parsnips
- [ ] Peas
- [ ] Peppers / capsicum
- [ ] Potatoes
- [ ] Radishes
- [ ] Squash
- [ ] Sweetcorn
- [ ] Sweet potato
- [ ] Spinach
- [ ] Tomatoes
- [ ] Watercress

FRUIT

- [ ] Apples
- [ ] Avocado
- [ ] Bananas
- [ ] Blackberries
- [ ] Blackcurrants
- [ ] Blueberries
- [ ] Cherries
- [ ] Figs
- [ ] Grapes
- [ ] Grapefruit
- [ ] Kiwi
- [ ] Lemon
- [ ] Lime
- [ ] Mango
- [ ] Melon
- [ ] Oranges / satsuma
- [ ] Passionfruit
- [ ] Peaches
- [ ] Pears
- [ ] Pineapple
- [ ] Plums
- [ ] Pomegranate
- [ ] Raspberries
- [ ] Redcurrants
- [ ] Rhubarb
- [ ] Strawberries
- [ ] Watermelon

Week ____

NUTS & SEEDS

- [ ] Almonds
- [ ] Brazil nuts
- [ ] Cashews
- [ ] Hazelnuts
- [ ] Macadamia
- [ ] Pecans
- [ ] Pistachios
- [ ] Walnuts
- [ ] Chia
- [ ] Flaxseeds
- [ ] Pumpkin seeds
- [ ] Sesame seeds
- [ ] Sunflower seeds

LEGUMES

- [ ] Edamame
- [ ] Black eyes peas
- [ ] Baked beans
- [ ] Butter beans
- [ ] Cannellini beans
- [ ] Chickpeas (+ hummus)
- [ ] Kidney beans
- [ ] Lentils
- [ ] Split peas

FRESH HERBS

- [ ] Basil
- [ ] Coriander
- [ ] Chives
- [ ] Dill
- [ ] Garlic
- [ ] Ginger
- [ ] Mint
- [ ] Oregano
- [ ] Parsley
- [ ] Rosemary
- [ ] Sage
- [ ] Thyme
- [ ] Tumeric

WHOLEGRAINS

- [ ] Bulgar wheat
- [ ] Oats
- [ ] Quinoa
- [ ] Rice

Weekly tally:

Happy score:
Health score:

VEGETABLES

- [ ] Artichoke
- [ ] Asparagus
- [ ] Aubergine / egg plant
- [ ] Beetroot
- [ ] Broccoli
- [ ] Brussels sprouts
- [ ] Cabbage
- [ ] Carrots
- [ ] Celeriac
- [ ] Celery
- [ ] Cucumber
- [ ] Courgette / zucchini
- [ ] Green beans
- [ ] Kale
- [ ] Leeks
- [ ] Lettuce
- [ ] Mushrooms
- [ ] Onions
- [ ] Parsnips
- [ ] Peas
- [ ] Peppers / capsicum
- [ ] Potatoes
- [ ] Radishes
- [ ] Squash
- [ ] Sweetcorn
- [ ] Sweet potato
- [ ] Spinach
- [ ] Tomatoes
- [ ] Watercress

FRUIT

- [ ] Apples
- [ ] Avocado
- [ ] Bananas
- [ ] Blackberries
- [ ] Blackcurrants
- [ ] Blueberries
- [ ] Cherries
- [ ] Figs
- [ ] Grapes
- [ ] Grapefruit
- [ ] Kiwi
- [ ] Lemon
- [ ] Lime
- [ ] Mango
- [ ] Melon
- [ ] Oranges / satsuma
- [ ] Passionfruit
- [ ] Peaches
- [ ] Pears
- [ ] Pineapple
- [ ] Plums
- [ ] Pomegranate
- [ ] Raspberries
- [ ] Redcurrants
- [ ] Rhubarb
- [ ] Strawberries
- [ ] Watermelon

Week ____

NUTS & SEEDS

- [ ] Almonds
- [ ] Brazil nuts
- [ ] Cashews
- [ ] Hazelnuts
- [ ] Macadamia
- [ ] Pecans
- [ ] Pistachios
- [ ] Walnuts
- [ ] Chia
- [ ] Flaxseeds
- [ ] Pumpkin seeds
- [ ] Sesame seeds
- [ ] Sunflower seeds

LEGUMES

- [ ] Edamame
- [ ] Black eyes peas
- [ ] Baked beans
- [ ] Butter beans
- [ ] Cannellini beans
- [ ] Chickpeas (+ hummus)
- [ ] Kidney beans
- [ ] Lentils
- [ ] Split peas

FRESH HERBS

- [ ] Basil
- [ ] Coriander
- [ ] Chives
- [ ] Dill
- [ ] Garlic
- [ ] Ginger
- [ ] Mint
- [ ] Oregano
- [ ] Parsley
- [ ] Rosemary
- [ ] Sage
- [ ] Thyme
- [ ] Tumeric

WHOLEGRAINS

- [ ] Bulgar wheat
- [ ] Oats
- [ ] Quinoa
- [ ] Rice

Weekly tally:

Happy score:
Health score:

VEGETABLES	**FRUIT**
☐ Artichoke	☐ Apples
☐ Asparagus	☐ Avocado
☐ Aubergine / egg plant	☐ Bananas
☐ Beetroot	☐ Blackberries
☐ Broccoli	☐ Blackcurrants
☐ Brussels sprouts	☐ Blueberries
☐ Cabbage	☐ Cherries
☐ Carrots	☐ Figs
☐ Celeriac	☐ Grapes
☐ Celery	☐ Grapefruit
☐ Cucumber	☐ Kiwi
☐ Courgette / zucchini	☐ Lemon
☐ Green beans	☐ Lime
☐ Kale	☐ Mango
☐ Leeks	☐ Melon
☐ Lettuce	☐ Oranges / satsuma
☐ Mushrooms	☐ Passionfruit
☐ Onions	☐ Peaches
☐ Parsnips	☐ Pears
☐ Peas	☐ Pineapple
☐ Peppers / capsicum	☐ Plums
☐ Potatoes	☐ Pomegranate
☐ Radishes	☐ Raspberries
☐ Squash	☐ Redcurrants
☐ Sweetcorn	☐ Rhubarb
☐ Sweet potato ☐ Spinach	☐ Strawberries
☐ Tomatoes ☐ Watercress	☐ Watermelon

Week _____

NUTS & SEEDS

- [ ] Almonds
- [ ] Brazil nuts
- [ ] Cashews
- [ ] Hazelnuts
- [ ] Macadamia
- [ ] Pecans
- [ ] Pistachios
- [ ] Walnuts
- [ ] Chia
- [ ] Flaxseeds
- [ ] Pumpkin seeds
- [ ] Sesame seeds
- [ ] Sunflower seeds

LEGUMES

- [ ] Edamame
- [ ] Black eyes peas
- [ ] Baked beans
- [ ] Butter beans
- [ ] Cannellini beans
- [ ] Chickpeas (+ hummus)
- [ ] Kidney beans
- [ ] Lentils
- [ ] Split peas

FRESH HERBS

- [ ] Basil
- [ ] Coriander
- [ ] Chives
- [ ] Dill
- [ ] Garlic
- [ ] Ginger
- [ ] Mint
- [ ] Oregano
- [ ] Parsley
- [ ] Rosemary
- [ ] Sage
- [ ] Thyme
- [ ] Tumeric

WHOLEGRAINS

- [ ] Bulgar wheat
- [ ] Oats
- [ ] Quinoa
- [ ] Rice

Weekly tally:

Happy score:
Health score:

VEGETABLES

- [ ] Artichoke
- [ ] Asparagus
- [ ] Aubergine / egg plant
- [ ] Beetroot
- [ ] Broccoli
- [ ] Brussels sprouts
- [ ] Cabbage
- [ ] Carrots
- [ ] Celeriac
- [ ] Celery
- [ ] Cucumber
- [ ] Courgette / zucchini
- [ ] Green beans
- [ ] Kale
- [ ] Leeks
- [ ] Lettuce
- [ ] Mushrooms
- [ ] Onions
- [ ] Parsnips
- [ ] Peas
- [ ] Peppers / capsicum
- [ ] Potatoes
- [ ] Radishes
- [ ] Squash
- [ ] Sweetcorn
- [ ] Sweet potato
- [ ] Spinach
- [ ] Tomatoes
- [ ] Watercress

FRUIT

- [ ] Apples
- [ ] Avocado
- [ ] Bananas
- [ ] Blackberries
- [ ] Blackcurrants
- [ ] Blueberries
- [ ] Cherries
- [ ] Figs
- [ ] Grapes
- [ ] Grapefruit
- [ ] Kiwi
- [ ] Lemon
- [ ] Lime
- [ ] Mango
- [ ] Melon
- [ ] Oranges / satsuma
- [ ] Passionfruit
- [ ] Peaches
- [ ] Pears
- [ ] Pineapple
- [ ] Plums
- [ ] Pomegranate
- [ ] Raspberries
- [ ] Redcurrants
- [ ] Rhubarb
- [ ] Strawberries
- [ ] Watermelon

Week ___

NUTS & SEEDS

- [ ] Almonds
- [ ] Brazil nuts
- [ ] Cashews
- [ ] Hazelnuts
- [ ] Macadamia
- [ ] Pecans
- [ ] Pistachios
- [ ] Walnuts
- [ ] Chia
- [ ] Flaxseeds
- [ ] Pumpkin seeds
- [ ] Sesame seeds
- [ ] Sunflower seeds

LEGUMES

- [ ] Edamame
- [ ] Black eyes peas
- [ ] Baked beans
- [ ] Butter beans
- [ ] Cannellini beans
- [ ] Chickpeas (+ hummus)
- [ ] Kidney beans
- [ ] Lentils
- [ ] Split peas

FRESH HERBS

- [ ] Basil
- [ ] Coriander
- [ ] Chives
- [ ] Dill
- [ ] Garlic
- [ ] Ginger
- [ ] Mint
- [ ] Oregano
- [ ] Parsley
- [ ] Rosemary
- [ ] Sage
- [ ] Thyme
- [ ] Tumeric

WHOLEGRAINS

- [ ] Bulgar wheat
- [ ] Oats
- [ ] Quinoa
- [ ] Rice

Weekly tally:

Happy score:
Health score:

VEGETABLES

- [ ] Artichoke
- [ ] Asparagus
- [ ] Aubergine / egg plant
- [ ] Beetroot
- [ ] Broccoli
- [ ] Brussels sprouts
- [ ] Cabbage
- [ ] Carrots
- [ ] Celeriac
- [ ] Celery
- [ ] Cucumber
- [ ] Courgette / zucchini
- [ ] Green beans
- [ ] Kale
- [ ] Leeks
- [ ] Lettuce
- [ ] Mushrooms
- [ ] Onions
- [ ] Parsnips
- [ ] Peas
- [ ] Peppers / capsicum
- [ ] Potatoes
- [ ] Radishes
- [ ] Squash
- [ ] Sweetcorn
- [ ] Sweet potato
- [ ] Spinach
- [ ] Tomatoes
- [ ] Watercress

FRUIT

- [ ] Apples
- [ ] Avocado
- [ ] Bananas
- [ ] Blackberries
- [ ] Blackcurrants
- [ ] Blueberries
- [ ] Cherries
- [ ] Figs
- [ ] Grapes
- [ ] Grapefruit
- [ ] Kiwi
- [ ] Lemon
- [ ] Lime
- [ ] Mango
- [ ] Melon
- [ ] Oranges / satsuma
- [ ] Passionfruit
- [ ] Peaches
- [ ] Pears
- [ ] Pineapple
- [ ] Plums
- [ ] Pomegranate
- [ ] Raspberries
- [ ] Redcurrants
- [ ] Rhubarb
- [ ] Strawberries
- [ ] Watermelon

Week ____

NUTS & SEEDS

- [ ] Almonds
- [ ] Brazil nuts
- [ ] Cashews
- [ ] Hazelnuts
- [ ] Macadamia
- [ ] Pecans
- [ ] Pistachios
- [ ] Walnuts
- [ ] Chia
- [ ] Flaxseeds
- [ ] Pumpkin seeds
- [ ] Sesame seeds
- [ ] Sunflower seeds

LEGUMES

- [ ] Edamame
- [ ] Black eyes peas
- [ ] Baked beans
- [ ] Butter beans
- [ ] Cannellini beans
- [ ] Chickpeas (+ hummus)
- [ ] Kidney beans
- [ ] Lentils
- [ ] Split peas

FRESH HERBS

- [ ] Basil
- [ ] Coriander
- [ ] Chives
- [ ] Dill
- [ ] Garlic
- [ ] Ginger
- [ ] Mint
- [ ] Oregano
- [ ] Parsley
- [ ] Rosemary
- [ ] Sage
- [ ] Thyme
- [ ] Tumeric

WHOLEGRAINS

- [ ] Bulgar wheat
- [ ] Oats
- [ ] Quinoa
- [ ] Rice

Weekly tally:

Happy score:
Health score:

VEGETABLES

- [ ] Artichoke
- [ ] Asparagus
- [ ] Aubergine / egg plant
- [ ] Beetroot
- [ ] Broccoli
- [ ] Brussels sprouts
- [ ] Cabbage
- [ ] Carrots
- [ ] Celeriac
- [ ] Celery
- [ ] Cucumber
- [ ] Courgette / zucchini
- [ ] Green beans
- [ ] Kale
- [ ] Leeks
- [ ] Lettuce
- [ ] Mushrooms
- [ ] Onions
- [ ] Parsnips
- [ ] Peas
- [ ] Peppers / capsicum
- [ ] Potatoes
- [ ] Radishes
- [ ] Squash
- [ ] Sweetcorn
- [ ] Sweet potato
- [ ] Spinach
- [ ] Tomatoes
- [ ] Watercress

FRUIT

- [ ] Apples
- [ ] Avocado
- [ ] Bananas
- [ ] Blackberries
- [ ] Blackcurrants
- [ ] Blueberries
- [ ] Cherries
- [ ] Figs
- [ ] Grapes
- [ ] Grapefruit
- [ ] Kiwi
- [ ] Lemon
- [ ] Lime
- [ ] Mango
- [ ] Melon
- [ ] Oranges / satsuma
- [ ] Passionfruit
- [ ] Peaches
- [ ] Pears
- [ ] Pineapple
- [ ] Plums
- [ ] Pomegranate
- [ ] Raspberries
- [ ] Redcurrants
- [ ] Rhubarb
- [ ] Strawberries
- [ ] Watermelon

Week ____

NUTS & SEEDS

- [ ] Almonds
- [ ] Brazil nuts
- [ ] Cashews
- [ ] Hazelnuts
- [ ] Macadamia
- [ ] Pecans
- [ ] Pistachios
- [ ] Walnuts
- [ ] Chia
- [ ] Flaxseeds
- [ ] Pumpkin seeds
- [ ] Sesame seeds
- [ ] Sunflower seeds

LEGUMES

- [ ] Edamame
- [ ] Black eyes peas
- [ ] Baked beans
- [ ] Butter beans
- [ ] Cannellini beans
- [ ] Chickpeas (+ hummus)
- [ ] Kidney beans
- [ ] Lentils
- [ ] Split peas

FRESH HERBS

- [ ] Basil
- [ ] Coriander
- [ ] Chives
- [ ] Dill
- [ ] Garlic
- [ ] Ginger
- [ ] Mint
- [ ] Oregano
- [ ] Parsley
- [ ] Rosemary
- [ ] Sage
- [ ] Thyme
- [ ] Tumeric

WHOLEGRAINS

- [ ] Bulgar wheat
- [ ] Oats
- [ ] Quinoa
- [ ] Rice

Weekly tally:

Happy score:
Health score:

VEGETABLES	**FRUIT**
☐ Artichoke	☐ Apples
☐ Asparagus	☐ Avocado
☐ Aubergine / egg plant	☐ Bananas
☐ Beetroot	☐ Blackberries
☐ Broccoli	☐ Blackcurrants
☐ Brussels sprouts	☐ Blueberries
☐ Cabbage	☐ Cherries
☐ Carrots	☐ Figs
☐ Celeriac	☐ Grapes
☐ Celery	☐ Grapefruit
☐ Cucumber	☐ Kiwi
☐ Courgette / zucchini	☐ Lemon
☐ Green beans	☐ Lime
☐ Kale	☐ Mango
☐ Leeks	☐ Melon
☐ Lettuce	☐ Oranges / satsuma
☐ Mushrooms	☐ Passionfruit
☐ Onions	☐ Peaches
☐ Parsnips	☐ Pears
☐ Peas	☐ Pineapple
☐ Peppers / capsicum	☐ Plums
☐ Potatoes	☐ Pomegranate
☐ Radishes	☐ Raspberries
☐ Squash	☐ Redcurrants
☐ Sweetcorn	☐ Rhubarb
☐ Sweet potato ☐ Spinach	☐ Strawberries
☐ Tomatoes ☐ Watercress	☐ Watermelon

Week ____

NUTS & SEEDS

- [ ] Almonds
- [ ] Brazil nuts
- [ ] Cashews
- [ ] Hazelnuts
- [ ] Macadamia
- [ ] Pecans
- [ ] Pistachios
- [ ] Walnuts
- [ ] Chia
- [ ] Flaxseeds
- [ ] Pumpkin seeds
- [ ] Sesame seeds
- [ ] Sunflower seeds

LEGUMES

- [ ] Edamame
- [ ] Black eyes peas
- [ ] Baked beans
- [ ] Butter beans
- [ ] Cannellini beans
- [ ] Chickpeas (+ hummus)
- [ ] Kidney beans
- [ ] Lentils
- [ ] Split peas

FRESH HERBS

- [ ] Basil
- [ ] Coriander
- [ ] Chives
- [ ] Dill
- [ ] Garlic
- [ ] Ginger
- [ ] Mint
- [ ] Oregano
- [ ] Parsley
- [ ] Rosemary
- [ ] Sage
- [ ] Thyme
- [ ] Tumeric

WHOLEGRAINS

- [ ] Bulgar wheat
- [ ] Oats
- [ ] Quinoa
- [ ] Rice

Weekly tally:

Happy score:
Health score:

VEGETABLES

- [ ] Artichoke
- [ ] Asparagus
- [ ] Aubergine / egg plant
- [ ] Beetroot
- [ ] Broccoli
- [ ] Brussels sprouts
- [ ] Cabbage
- [ ] Carrots
- [ ] Celeriac
- [ ] Celery
- [ ] Cucumber
- [ ] Courgette / zucchini
- [ ] Green beans
- [ ] Kale
- [ ] Leeks
- [ ] Lettuce
- [ ] Mushrooms
- [ ] Onions
- [ ] Parsnips
- [ ] Peas
- [ ] Peppers / capsicum
- [ ] Potatoes
- [ ] Radishes
- [ ] Squash
- [ ] Sweetcorn
- [ ] Sweet potato
- [ ] Spinach
- [ ] Tomatoes
- [ ] Watercress

FRUIT

- [ ] Apples
- [ ] Avocado
- [ ] Bananas
- [ ] Blackberries
- [ ] Blackcurrants
- [ ] Blueberries
- [ ] Cherries
- [ ] Figs
- [ ] Grapes
- [ ] Grapefruit
- [ ] Kiwi
- [ ] Lemon
- [ ] Lime
- [ ] Mango
- [ ] Melon
- [ ] Oranges / satsuma
- [ ] Passionfruit
- [ ] Peaches
- [ ] Pears
- [ ] Pineapple
- [ ] Plums
- [ ] Pomegranate
- [ ] Raspberries
- [ ] Redcurrants
- [ ] Rhubarb
- [ ] Strawberries
- [ ] Watermelon

Week ____

NUTS & SEEDS

- [ ] Almonds
- [ ] Brazil nuts
- [ ] Cashews
- [ ] Hazelnuts
- [ ] Macadamia
- [ ] Pecans
- [ ] Pistachios
- [ ] Walnuts
- [ ] Chia
- [ ] Flaxseeds
- [ ] Pumpkin seeds
- [ ] Sesame seeds
- [ ] Sunflower seeds

LEGUMES

- [ ] Edamame
- [ ] Black eyes peas
- [ ] Baked beans
- [ ] Butter beans
- [ ] Cannellini beans
- [ ] Chickpeas (+ hummus)
- [ ] Kidney beans
- [ ] Lentils
- [ ] Split peas

FRESH HERBS

- [ ] Basil
- [ ] Coriander
- [ ] Chives
- [ ] Dill
- [ ] Garlic
- [ ] Ginger
- [ ] Mint
- [ ] Oregano
- [ ] Parsley
- [ ] Rosemary
- [ ] Sage
- [ ] Thyme
- [ ] Tumeric

WHOLEGRAINS

- [ ] Bulgar wheat
- [ ] Oats
- [ ] Quinoa
- [ ] Rice

Weekly tally:

Happy score:
Health score:

VEGETABLES

- [ ] Artichoke
- [ ] Asparagus
- [ ] Aubergine / egg plant
- [ ] Beetroot
- [ ] Broccoli
- [ ] Brussels sprouts
- [ ] Cabbage
- [ ] Carrots
- [ ] Celeriac
- [ ] Celery
- [ ] Cucumber
- [ ] Courgette / zucchini
- [ ] Green beans
- [ ] Kale
- [ ] Leeks
- [ ] Lettuce
- [ ] Mushrooms
- [ ] Onions
- [ ] Parsnips
- [ ] Peas
- [ ] Peppers / capsicum
- [ ] Potatoes
- [ ] Radishes
- [ ] Squash
- [ ] Sweetcorn
- [ ] Sweet potato
- [ ] Spinach
- [ ] Tomatoes
- [ ] Watercress

FRUIT

- [ ] Apples
- [ ] Avocado
- [ ] Bananas
- [ ] Blackberries
- [ ] Blackcurrants
- [ ] Blueberries
- [ ] Cherries
- [ ] Figs
- [ ] Grapes
- [ ] Grapefruit
- [ ] Kiwi
- [ ] Lemon
- [ ] Lime
- [ ] Mango
- [ ] Melon
- [ ] Oranges / satsuma
- [ ] Passionfruit
- [ ] Peaches
- [ ] Pears
- [ ] Pineapple
- [ ] Plums
- [ ] Pomegranate
- [ ] Raspberries
- [ ] Redcurrants
- [ ] Rhubarb
- [ ] Strawberries
- [ ] Watermelon

Week _____

NUTS & SEEDS

- [ ] Almonds
- [ ] Brazil nuts
- [ ] Cashews
- [ ] Hazelnuts
- [ ] Macadamia
- [ ] Pecans
- [ ] Pistachios
- [ ] Walnuts
- [ ] Chia
- [ ] Flaxseeds
- [ ] Pumpkin seeds
- [ ] Sesame seeds
- [ ] Sunflower seeds

LEGUMES

- [ ] Edamame
- [ ] Black eyes peas
- [ ] Baked beans
- [ ] Butter beans
- [ ] Cannellini beans
- [ ] Chickpeas (+ hummus)
- [ ] Kidney beans
- [ ] Lentils
- [ ] Split peas

FRESH HERBS

- [ ] Basil
- [ ] Coriander
- [ ] Chives
- [ ] Dill
- [ ] Garlic
- [ ] Ginger
- [ ] Mint
- [ ] Oregano
- [ ] Parsley
- [ ] Rosemary
- [ ] Sage
- [ ] Thyme
- [ ] Tumeric

WHOLEGRAINS

- [ ] Bulgar wheat
- [ ] Oats
- [ ] Quinoa
- [ ] Rice

Weekly tally:

Happy score:

Health score:

VEGETABLES

- [ ] Artichoke
- [ ] Asparagus
- [ ] Aubergine / egg plant
- [ ] Beetroot
- [ ] Broccoli
- [ ] Brussels sprouts
- [ ] Cabbage
- [ ] Carrots
- [ ] Celeriac
- [ ] Celery
- [ ] Cucumber
- [ ] Courgette / zucchini
- [ ] Green beans
- [ ] Kale
- [ ] Leeks
- [ ] Lettuce
- [ ] Mushrooms
- [ ] Onions
- [ ] Parsnips
- [ ] Peas
- [ ] Peppers / capsicum
- [ ] Potatoes
- [ ] Radishes
- [ ] Squash
- [ ] Sweetcorn
- [ ] Sweet potato
- [ ] Spinach
- [ ] Tomatoes
- [ ] Watercress

FRUIT

- [ ] Apples
- [ ] Avocado
- [ ] Bananas
- [ ] Blackberries
- [ ] Blackcurrants
- [ ] Blueberries
- [ ] Cherries
- [ ] Figs
- [ ] Grapes
- [ ] Grapefruit
- [ ] Kiwi
- [ ] Lemon
- [ ] Lime
- [ ] Mango
- [ ] Melon
- [ ] Oranges / satsuma
- [ ] Passionfruit
- [ ] Peaches
- [ ] Pears
- [ ] Pineapple
- [ ] Plums
- [ ] Pomegranate
- [ ] Raspberries
- [ ] Redcurrants
- [ ] Rhubarb
- [ ] Strawberries
- [ ] Watermelon

Week ____

NUTS & SEEDS

- [ ] Almonds
- [ ] Brazil nuts
- [ ] Cashews
- [ ] Hazelnuts
- [ ] Macadamia
- [ ] Pecans
- [ ] Pistachios
- [ ] Walnuts
- [ ] Chia
- [ ] Flaxseeds
- [ ] Pumpkin seeds
- [ ] Sesame seeds
- [ ] Sunflower seeds

LEGUMES

- [ ] Edamame
- [ ] Black eyes peas
- [ ] Baked beans
- [ ] Butter beans
- [ ] Cannellini beans
- [ ] Chickpeas (+ hummus)
- [ ] Kidney beans
- [ ] Lentils
- [ ] Split peas

FRESH HERBS

- [ ] Basil
- [ ] Coriander
- [ ] Chives
- [ ] Dill
- [ ] Garlic
- [ ] Ginger
- [ ] Mint
- [ ] Oregano
- [ ] Parsley
- [ ] Rosemary
- [ ] Sage
- [ ] Thyme
- [ ] Tumeric

WHOLEGRAINS

- [ ] Bulgar wheat
- [ ] Oats
- [ ] Quinoa
- [ ] Rice

Weekly tally:

Happy score:
Health score:

VEGETABLES	**FRUIT**
☐ Artichoke	☐ Apples
☐ Asparagus	☐ Avocado
☐ Aubergine / egg plant	☐ Bananas
☐ Beetroot	☐ Blackberries
☐ Broccoli	☐ Blackcurrants
☐ Brussels sprouts	☐ Blueberries
☐ Cabbage	☐ Cherries
☐ Carrots	☐ Figs
☐ Celeriac	☐ Grapes
☐ Celery	☐ Grapefruit
☐ Cucumber	☐ Kiwi
☐ Courgette / zucchini	☐ Lemon
☐ Green beans	☐ Lime
☐ Kale	☐ Mango
☐ Leeks	☐ Melon
☐ Lettuce	☐ Oranges / satsuma
☐ Mushrooms	☐ Passionfruit
☐ Onions	☐ Peaches
☐ Parsnips	☐ Pears
☐ Peas	☐ Pineapple
☐ Peppers / capsicum	☐ Plums
☐ Potatoes	☐ Pomegranate
☐ Radishes	☐ Raspberries
☐ Squash	☐ Redcurrants
☐ Sweetcorn	☐ Rhubarb
☐ Sweet potato ☐ Spinach	☐ Strawberries
☐ Tomatoes ☐ Watercress	☐ Watermelon

Week ____

NUTS & SEEDS

- [ ] Almonds
- [ ] Brazil nuts
- [ ] Cashews
- [ ] Hazelnuts
- [ ] Macadamia
- [ ] Pecans
- [ ] Pistachios
- [ ] Walnuts
- [ ] Chia
- [ ] Flaxseeds
- [ ] Pumpkin seeds
- [ ] Sesame seeds
- [ ] Sunflower seeds

LEGUMES

- [ ] Edamame
- [ ] Black eyes peas
- [ ] Baked beans
- [ ] Butter beans
- [ ] Cannellini beans
- [ ] Chickpeas (+ hummus)
- [ ] Kidney beans
- [ ] Lentils
- [ ] Split peas

FRESH HERBS

- [ ] Basil
- [ ] Coriander
- [ ] Chives
- [ ] Dill
- [ ] Garlic
- [ ] Ginger
- [ ] Mint
- [ ] Oregano
- [ ] Parsley
- [ ] Rosemary
- [ ] Sage
- [ ] Thyme
- [ ] Tumeric

WHOLEGRAINS

- [ ] Bulgar wheat
- [ ] Oats
- [ ] Quinoa
- [ ] Rice

Weekly tally:

Happy score:
Health score:

VEGETABLES

- [ ] Artichoke
- [ ] Asparagus
- [ ] Aubergine / egg plant
- [ ] Beetroot
- [ ] Broccoli
- [ ] Brussels sprouts
- [ ] Cabbage
- [ ] Carrots
- [ ] Celeriac
- [ ] Celery
- [ ] Cucumber
- [ ] Courgette / zucchini
- [ ] Green beans
- [ ] Kale
- [ ] Leeks
- [ ] Lettuce
- [ ] Mushrooms
- [ ] Onions
- [ ] Parsnips
- [ ] Peas
- [ ] Peppers / capsicum
- [ ] Potatoes
- [ ] Radishes
- [ ] Squash
- [ ] Sweetcorn
- [ ] Sweet potato
- [ ] Spinach
- [ ] Tomatoes
- [ ] Watercress

FRUIT

- [ ] Apples
- [ ] Avocado
- [ ] Bananas
- [ ] Blackberries
- [ ] Blackcurrants
- [ ] Blueberries
- [ ] Cherries
- [ ] Figs
- [ ] Grapes
- [ ] Grapefruit
- [ ] Kiwi
- [ ] Lemon
- [ ] Lime
- [ ] Mango
- [ ] Melon
- [ ] Oranges / satsuma
- [ ] Passionfruit
- [ ] Peaches
- [ ] Pears
- [ ] Pineapple
- [ ] Plums
- [ ] Pomegranate
- [ ] Raspberries
- [ ] Redcurrants
- [ ] Rhubarb
- [ ] Strawberries
- [ ] Watermelon

Week ____

NUTS & SEEDS

- [ ] Almonds
- [ ] Brazil nuts
- [ ] Cashews
- [ ] Hazelnuts
- [ ] Macadamia
- [ ] Pecans
- [ ] Pistachios
- [ ] Walnuts
- [ ] Chia
- [ ] Flaxseeds
- [ ] Pumpkin seeds
- [ ] Sesame seeds
- [ ] Sunflower seeds

LEGUMES

- [ ] Edamame
- [ ] Black eyes peas
- [ ] Baked beans
- [ ] Butter beans
- [ ] Cannellini beans
- [ ] Chickpeas (+ hummus)
- [ ] Kidney beans
- [ ] Lentils
- [ ] Split peas

FRESH HERBS

- [ ] Basil
- [ ] Coriander
- [ ] Chives
- [ ] Dill
- [ ] Garlic
- [ ] Ginger
- [ ] Mint
- [ ] Oregano
- [ ] Parsley
- [ ] Rosemary
- [ ] Sage
- [ ] Thyme
- [ ] Tumeric

WHOLEGRAINS

- [ ] Bulgar wheat
- [ ] Oats
- [ ] Quinoa
- [ ] Rice

Weekly tally:

Happy score:
Health score:

VEGETABLES

- [ ] Artichoke
- [ ] Asparagus
- [ ] Aubergine / egg plant
- [ ] Beetroot
- [ ] Broccoli
- [ ] Brussels sprouts
- [ ] Cabbage
- [ ] Carrots
- [ ] Celeriac
- [ ] Celery
- [ ] Cucumber
- [ ] Courgette / zucchini
- [ ] Green beans
- [ ] Kale
- [ ] Leeks
- [ ] Lettuce
- [ ] Mushrooms
- [ ] Onions
- [ ] Parsnips
- [ ] Peas
- [ ] Peppers / capsicum
- [ ] Potatoes
- [ ] Radishes
- [ ] Squash
- [ ] Sweetcorn
- [ ] Sweet potato
- [ ] Spinach
- [ ] Tomatoes
- [ ] Watercress

FRUIT

- [ ] Apples
- [ ] Avocado
- [ ] Bananas
- [ ] Blackberries
- [ ] Blackcurrants
- [ ] Blueberries
- [ ] Cherries
- [ ] Figs
- [ ] Grapes
- [ ] Grapefruit
- [ ] Kiwi
- [ ] Lemon
- [ ] Lime
- [ ] Mango
- [ ] Melon
- [ ] Oranges / satsuma
- [ ] Passionfruit
- [ ] Peaches
- [ ] Pears
- [ ] Pineapple
- [ ] Plums
- [ ] Pomegranate
- [ ] Raspberries
- [ ] Redcurrants
- [ ] Rhubarb
- [ ] Strawberries
- [ ] Watermelon

Week _____

NUTS & SEEDS

- [ ] Almonds
- [ ] Brazil nuts
- [ ] Cashews
- [ ] Hazelnuts
- [ ] Macadamia
- [ ] Pecans
- [ ] Pistachios
- [ ] Walnuts
- [ ] Chia
- [ ] Flaxseeds
- [ ] Pumpkin seeds
- [ ] Sesame seeds
- [ ] Sunflower seeds

LEGUMES

- [ ] Edamame
- [ ] Black eyes peas
- [ ] Baked beans
- [ ] Butter beans
- [ ] Cannellini beans
- [ ] Chickpeas (+ hummus)
- [ ] Kidney beans
- [ ] Lentils
- [ ] Split peas

FRESH HERBS

- [ ] Basil
- [ ] Coriander
- [ ] Chives
- [ ] Dill
- [ ] Garlic
- [ ] Ginger
- [ ] Mint
- [ ] Oregano
- [ ] Parsley
- [ ] Rosemary
- [ ] Sage
- [ ] Thyme
- [ ] Tumeric

WHOLEGRAINS

- [ ] Bulgar wheat
- [ ] Oats
- [ ] Quinoa
- [ ] Rice

Weekly tally:

Happy score:
Health score:

VEGETABLES	FRUIT
☐ Artichoke	☐ Apples
☐ Asparagus	☐ Avocado
☐ Aubergine / egg plant	☐ Bananas
☐ Beetroot	☐ Blackberries
☐ Broccoli	☐ Blackcurrants
☐ Brussels sprouts	☐ Blueberries
☐ Cabbage	☐ Cherries
☐ Carrots	☐ Figs
☐ Celeriac	☐ Grapes
☐ Celery	☐ Grapefruit
☐ Cucumber	☐ Kiwi
☐ Courgette / zucchini	☐ Lemon
☐ Green beans	☐ Lime
☐ Kale	☐ Mango
☐ Leeks	☐ Melon
☐ Lettuce	☐ Oranges / satsuma
☐ Mushrooms	☐ Passionfruit
☐ Onions	☐ Peaches
☐ Parsnips	☐ Pears
☐ Peas	☐ Pineapple
☐ Peppers / capsicum	☐ Plums
☐ Potatoes	☐ Pomegranate
☐ Radishes	☐ Raspberries
☐ Squash	☐ Redcurrants
☐ Sweetcorn	☐ Rhubarb
☐ Sweet potato ☐ Spinach	☐ Strawberries
☐ Tomatoes ☐ Watercress	☐ Watermelon

Week ____

NUTS & SEEDS

- [ ] Almonds
- [ ] Brazil nuts
- [ ] Cashews
- [ ] Hazelnuts
- [ ] Macadamia
- [ ] Pecans
- [ ] Pistachios
- [ ] Walnuts
- [ ] Chia
- [ ] Flaxseeds
- [ ] Pumpkin seeds
- [ ] Sesame seeds
- [ ] Sunflower seeds

LEGUMES

- [ ] Edamame
- [ ] Black eyes peas
- [ ] Baked beans
- [ ] Butter beans
- [ ] Cannellini beans
- [ ] Chickpeas (+ hummus)
- [ ] Kidney beans
- [ ] Lentils
- [ ] Split peas

FRESH HERBS

- [ ] Basil
- [ ] Coriander
- [ ] Chives
- [ ] Dill
- [ ] Garlic
- [ ] Ginger
- [ ] Mint
- [ ] Oregano
- [ ] Parsley
- [ ] Rosemary
- [ ] Sage
- [ ] Thyme
- [ ] Tumeric

WHOLEGRAINS

- [ ] Bulgar wheat
- [ ] Oats
- [ ] Quinoa
- [ ] Rice

Weekly tally:

Happy score:
Health score:

VEGETABLES	**FRUIT**
☐ Artichoke	☐ Apples
☐ Asparagus	☐ Avocado
☐ Aubergine / egg plant	☐ Bananas
☐ Beetroot	☐ Blackberries
☐ Broccoli	☐ Blackcurrants
☐ Brussels sprouts	☐ Blueberries
☐ Cabbage	☐ Cherries
☐ Carrots	☐ Figs
☐ Celeriac	☐ Grapes
☐ Celery	☐ Grapefruit
☐ Cucumber	☐ Kiwi
☐ Courgette / zucchini	☐ Lemon
☐ Green beans	☐ Lime
☐ Kale	☐ Mango
☐ Leeks	☐ Melon
☐ Lettuce	☐ Oranges / satsuma
☐ Mushrooms	☐ Passionfruit
☐ Onions	☐ Peaches
☐ Parsnips	☐ Pears
☐ Peas	☐ Pineapple
☐ Peppers / capsicum	☐ Plums
☐ Potatoes	☐ Pomegranate
☐ Radishes	☐ Raspberries
☐ Squash	☐ Redcurrants
☐ Sweetcorn	☐ Rhubarb
☐ Sweet potato ☐ Spinach	☐ Strawberries
☐ Tomatoes ☐ Watercress	☐ Watermelon

Week ____

NUTS & SEEDS

- [ ] Almonds
- [ ] Brazil nuts
- [ ] Cashews
- [ ] Hazelnuts
- [ ] Macadamia
- [ ] Pecans
- [ ] Pistachios
- [ ] Walnuts
- [ ] Chia
- [ ] Flaxseeds
- [ ] Pumpkin seeds
- [ ] Sesame seeds
- [ ] Sunflower seeds

LEGUMES

- [ ] Edamame
- [ ] Black eyes peas
- [ ] Baked beans
- [ ] Butter beans
- [ ] Cannellini beans
- [ ] Chickpeas (+ hummus)
- [ ] Kidney beans
- [ ] Lentils
- [ ] Split peas

FRESH HERBS

- [ ] Basil
- [ ] Coriander
- [ ] Chives
- [ ] Dill
- [ ] Garlic
- [ ] Ginger
- [ ] Mint
- [ ] Oregano
- [ ] Parsley
- [ ] Rosemary
- [ ] Sage
- [ ] Thyme
- [ ] Tumeric

WHOLEGRAINS

- [ ] Bulgar wheat
- [ ] Oats
- [ ] Quinoa
- [ ] Rice

Weekly tally:

Happy score:
Health score:

VEGETABLES

- [ ] Artichoke
- [ ] Asparagus
- [ ] Aubergine / egg plant
- [ ] Beetroot
- [ ] Broccoli
- [ ] Brussels sprouts
- [ ] Cabbage
- [ ] Carrots
- [ ] Celeriac
- [ ] Celery
- [ ] Cucumber
- [ ] Courgette / zucchini
- [ ] Green beans
- [ ] Kale
- [ ] Leeks
- [ ] Lettuce
- [ ] Mushrooms
- [ ] Onions
- [ ] Parsnips
- [ ] Peas
- [ ] Peppers / capsicum
- [ ] Potatoes
- [ ] Radishes
- [ ] Squash
- [ ] Sweetcorn
- [ ] Sweet potato
- [ ] Spinach
- [ ] Tomatoes
- [ ] Watercress

FRUIT

- [ ] Apples
- [ ] Avocado
- [ ] Bananas
- [ ] Blackberries
- [ ] Blackcurrants
- [ ] Blueberries
- [ ] Cherries
- [ ] Figs
- [ ] Grapes
- [ ] Grapefruit
- [ ] Kiwi
- [ ] Lemon
- [ ] Lime
- [ ] Mango
- [ ] Melon
- [ ] Oranges / satsuma
- [ ] Passionfruit
- [ ] Peaches
- [ ] Pears
- [ ] Pineapple
- [ ] Plums
- [ ] Pomegranate
- [ ] Raspberries
- [ ] Redcurrants
- [ ] Rhubarb
- [ ] Strawberries
- [ ] Watermelon

Week

NUTS & SEEDS

- [ ] Almonds
- [ ] Brazil nuts
- [ ] Cashews
- [ ] Hazelnuts
- [ ] Macadamia
- [ ] Pecans
- [ ] Pistachios
- [ ] Walnuts
- [ ] Chia
- [ ] Flaxseeds
- [ ] Pumpkin seeds
- [ ] Sesame seeds
- [ ] Sunflower seeds

LEGUMES

- [ ] Edamame
- [ ] Black eyes peas
- [ ] Baked beans
- [ ] Butter beans
- [ ] Cannellini beans
- [ ] Chickpeas (+ hummus)
- [ ] Kidney beans
- [ ] Lentils
- [ ] Split peas

FRESH HERBS

- [ ] Basil
- [ ] Coriander
- [ ] Chives
- [ ] Dill
- [ ] Garlic
- [ ] Ginger
- [ ] Mint
- [ ] Oregano
- [ ] Parsley
- [ ] Rosemary
- [ ] Sage
- [ ] Thyme
- [ ] Tumeric

WHOLEGRAINS

- [ ] Bulgar wheat
- [ ] Oats
- [ ] Quinoa
- [ ] Rice

Weekly tally:

Happy score:
Health score:

VEGETABLES

- [ ] Artichoke
- [ ] Asparagus
- [ ] Aubergine / egg plant
- [ ] Beetroot
- [ ] Broccoli
- [ ] Brussels sprouts
- [ ] Cabbage
- [ ] Carrots
- [ ] Celeriac
- [ ] Celery
- [ ] Cucumber
- [ ] Courgette / zucchini
- [ ] Green beans
- [ ] Kale
- [ ] Leeks
- [ ] Lettuce
- [ ] Mushrooms
- [ ] Onions
- [ ] Parsnips
- [ ] Peas
- [ ] Peppers / capsicum
- [ ] Potatoes
- [ ] Radishes
- [ ] Squash
- [ ] Sweetcorn
- [ ] Sweet potato
- [ ] Spinach
- [ ] Tomatoes
- [ ] Watercress

FRUIT

- [ ] Apples
- [ ] Avocado
- [ ] Bananas
- [ ] Blackberries
- [ ] Blackcurrants
- [ ] Blueberries
- [ ] Cherries
- [ ] Figs
- [ ] Grapes
- [ ] Grapefruit
- [ ] Kiwi
- [ ] Lemon
- [ ] Lime
- [ ] Mango
- [ ] Melon
- [ ] Oranges / satsuma
- [ ] Passionfruit
- [ ] Peaches
- [ ] Pears
- [ ] Pineapple
- [ ] Plums
- [ ] Pomegranate
- [ ] Raspberries
- [ ] Redcurrants
- [ ] Rhubarb
- [ ] Strawberries
- [ ] Watermelon

Week ____

NUTS & SEEDS

- [ ] Almonds
- [ ] Brazil nuts
- [ ] Cashews
- [ ] Hazelnuts
- [ ] Macadamia
- [ ] Pecans
- [ ] Pistachios
- [ ] Walnuts
- [ ] Chia
- [ ] Flaxseeds
- [ ] Pumpkin seeds
- [ ] Sesame seeds
- [ ] Sunflower seeds

LEGUMES

- [ ] Edamame
- [ ] Black eyes peas
- [ ] Baked beans
- [ ] Butter beans
- [ ] Cannellini beans
- [ ] Chickpeas (+ hummus)
- [ ] Kidney beans
- [ ] Lentils
- [ ] Split peas

FRESH HERBS

- [ ] Basil
- [ ] Coriander
- [ ] Chives
- [ ] Dill
- [ ] Garlic
- [ ] Ginger
- [ ] Mint
- [ ] Oregano
- [ ] Parsley
- [ ] Rosemary
- [ ] Sage
- [ ] Thyme
- [ ] Tumeric

WHOLEGRAINS

- [ ] Bulgar wheat
- [ ] Oats
- [ ] Quinoa
- [ ] Rice

Weekly tally:

Happy score:
Health score:

VEGETABLES

- [ ] Artichoke
- [ ] Asparagus
- [ ] Aubergine / egg plant
- [ ] Beetroot
- [ ] Broccoli
- [ ] Brussels sprouts
- [ ] Cabbage
- [ ] Carrots
- [ ] Celeriac
- [ ] Celery
- [ ] Cucumber
- [ ] Courgette / zucchini
- [ ] Green beans
- [ ] Kale
- [ ] Leeks
- [ ] Lettuce
- [ ] Mushrooms
- [ ] Onions
- [ ] Parsnips
- [ ] Peas
- [ ] Peppers / capsicum
- [ ] Potatoes
- [ ] Radishes
- [ ] Squash
- [ ] Sweetcorn
- [ ] Sweet potato
- [ ] Spinach
- [ ] Tomatoes
- [ ] Watercress

FRUIT

- [ ] Apples
- [ ] Avocado
- [ ] Bananas
- [ ] Blackberries
- [ ] Blackcurrants
- [ ] Blueberries
- [ ] Cherries
- [ ] Figs
- [ ] Grapes
- [ ] Grapefruit
- [ ] Kiwi
- [ ] Lemon
- [ ] Lime
- [ ] Mango
- [ ] Melon
- [ ] Oranges / satsuma
- [ ] Passionfruit
- [ ] Peaches
- [ ] Pears
- [ ] Pineapple
- [ ] Plums
- [ ] Pomegranate
- [ ] Raspberries
- [ ] Redcurrants
- [ ] Rhubarb
- [ ] Strawberries
- [ ] Watermelon

Week _____

NUTS & SEEDS

- [ ] Almonds
- [ ] Brazil nuts
- [ ] Cashews
- [ ] Hazelnuts
- [ ] Macadamia
- [ ] Pecans
- [ ] Pistachios
- [ ] Walnuts
- [ ] Chia
- [ ] Flaxseeds
- [ ] Pumpkin seeds
- [ ] Sesame seeds
- [ ] Sunflower seeds

LEGUMES

- [ ] Edamame
- [ ] Black eyes peas
- [ ] Baked beans
- [ ] Butter beans
- [ ] Cannellini beans
- [ ] Chickpeas (+ hummus)
- [ ] Kidney beans
- [ ] Lentils
- [ ] Split peas

FRESH HERBS

- [ ] Basil
- [ ] Coriander
- [ ] Chives
- [ ] Dill
- [ ] Garlic
- [ ] Ginger
- [ ] Mint
- [ ] Oregano
- [ ] Parsley
- [ ] Rosemary
- [ ] Sage
- [ ] Thyme
- [ ] Tumeric

WHOLEGRAINS

- [ ] Bulgar wheat
- [ ] Oats
- [ ] Quinoa
- [ ] Rice

Weekly tally:

Happy score:
Health score:

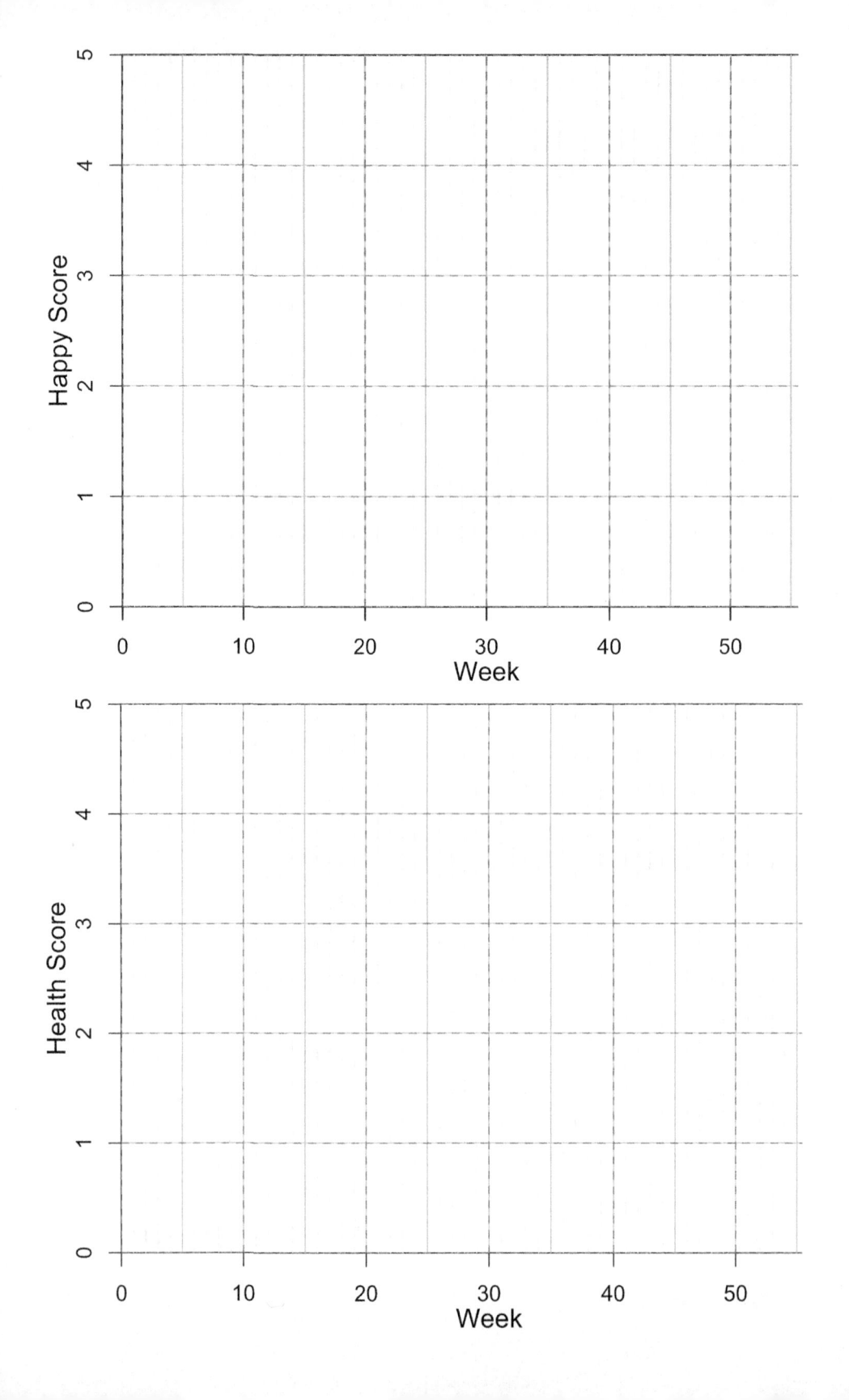

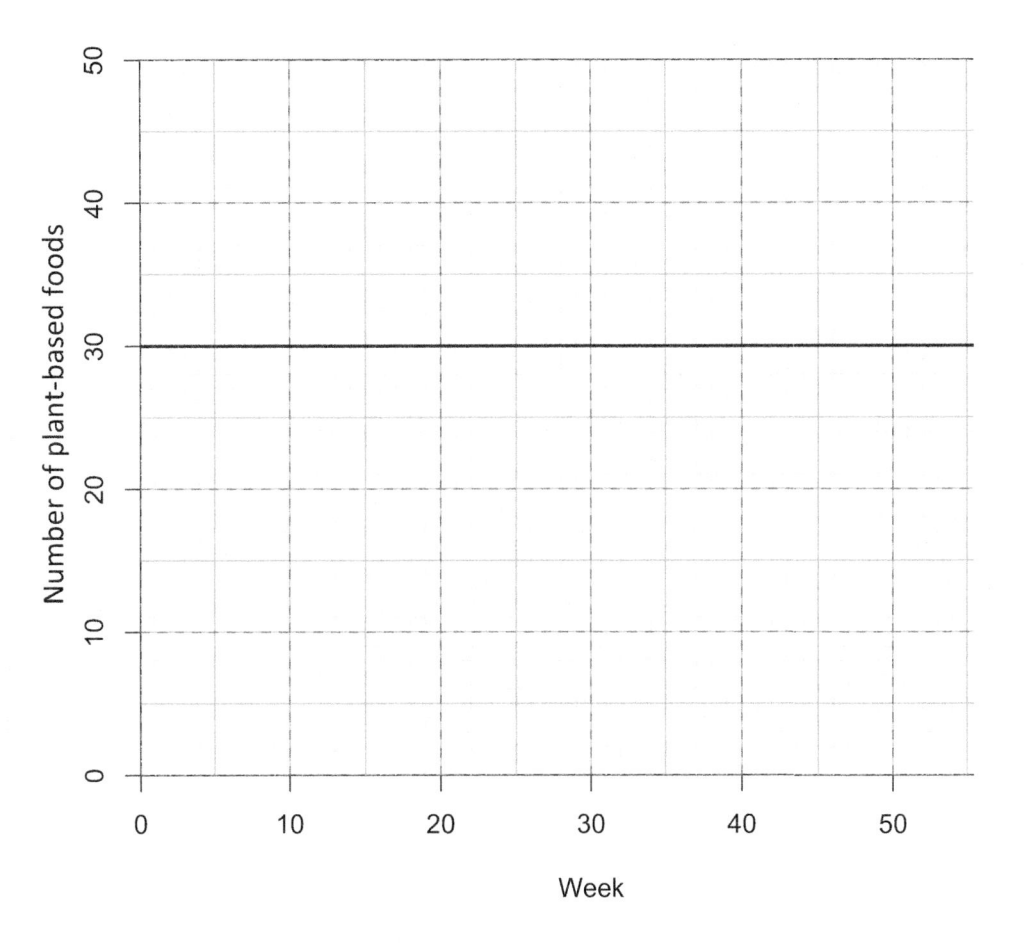

Notes

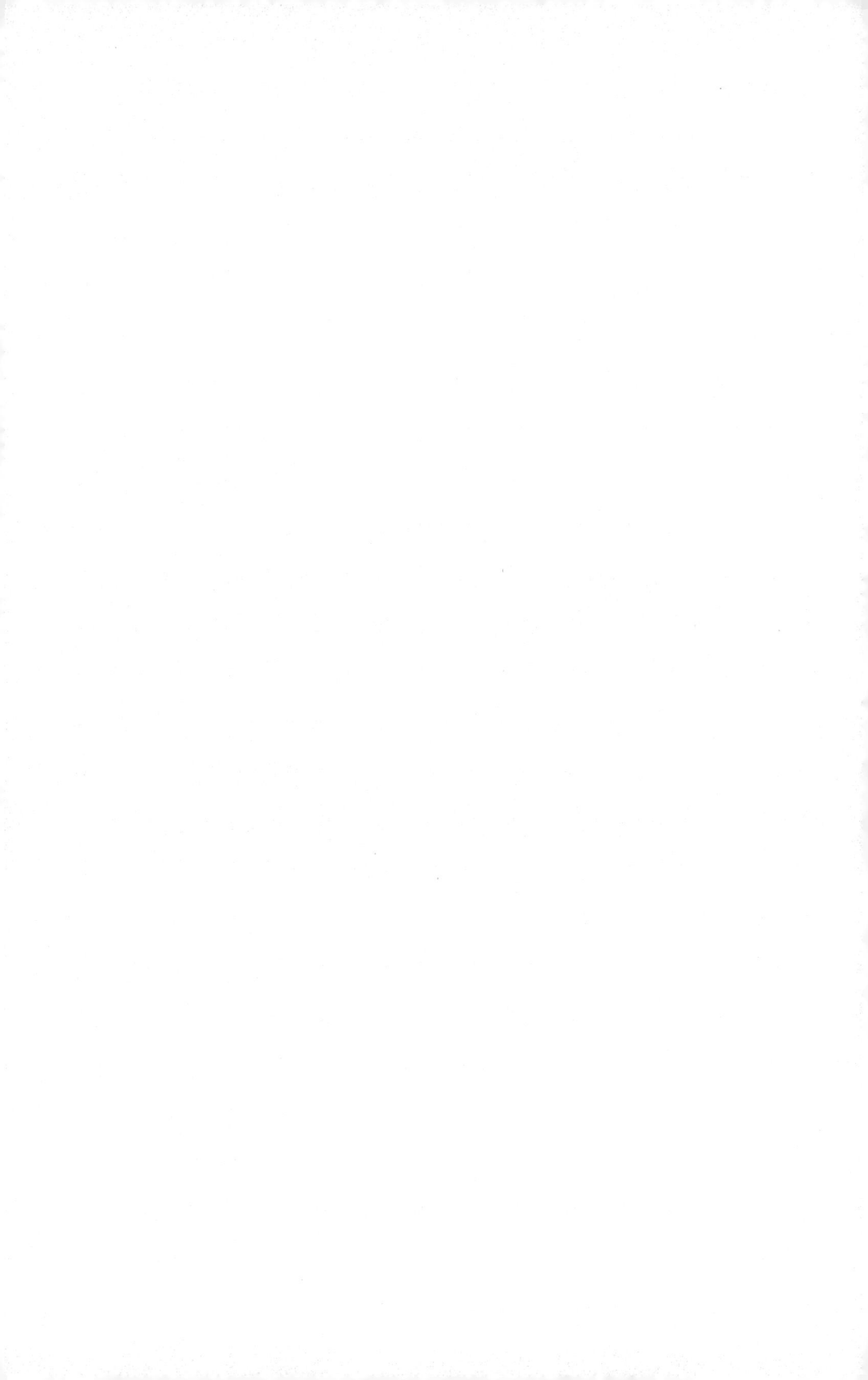

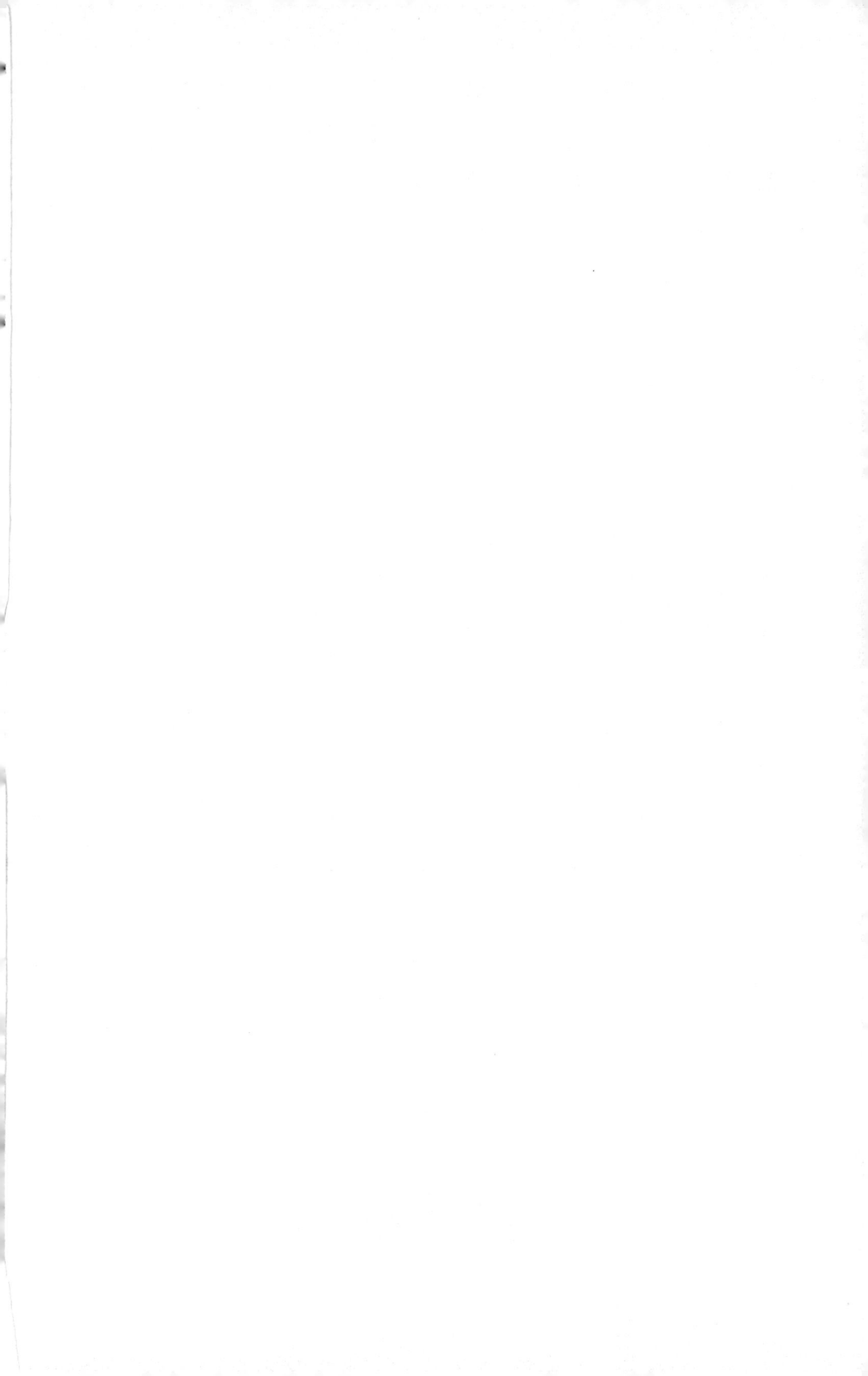

Printed in Great Britain
by Amazon